Dr René COÜETOUX

Traitement prophylactique

de la Phtisie

PARIS

OCTAVE DOIN & FILS, ÉDITEURS

8, place de l'Odéon

1910

Traitement prophylactique de la Phtisie

Dʳ René COÜETOUX

Traitement prophylactique de la Phtisie

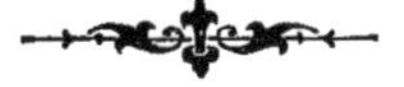

PARIS
OCTAVE DOIN & FILS, ÉDITEURS
8, place de l'Odéon

1910

Traitement prophylactique de la Phtisie

THÉRAPEUTIQUE AÉRIENNE ANTISEPTIQUE

Vers le milieu du siècle dernier est apparue, comme au firmament de l'art médical, la splendeur d'une étoile conductrice. Le génie de Pasteur, tranchant d'un seul coup le nœud gordien de multiples et obscurs problèmes, a découvert dans lès microbes pathogènes l'unique cause de tous les accidents infectieux, l'unique source de toutes les maladies contagieuses. Ainsi, pour la tuberculose, c'est le bacille de Koch qui constitue en quelque sorte la semence nécessaire, indispensable de cette maladie. Il a étudié en outre les médicaments au point de vue de leur pouvoir plus ou moins efficace de destruction sur les microbes pathogènes et ces drogues ont été dénommées antiseptiques.

Aussitôt une révolution s'est accomplie dans le domaine de la chirurgie. La précision la plus nette a remplacé la confuse pluralité des modes d'opération et de pansements. D'un bout du monde à l'autre, spectacle inouï et glorieux pour la France, on a vu tous les savants de l'univers, échangeant leurs vues et dirigeant leurs recherches vers le même objectif, arriver sans cesse à de nouveaux et merveilleux perfectionnements de la méthode unique et partout acceptée, la méthode antiseptique ou méthode pastorienne.

La médecine, puisant à la même source, a fait elle-même d'inappréciables conquêtes, telles que les sérums contre la rage, contre la diphtérie, contre la morsure des serpents venimeux. Mais elle est plus que la chirurgie réfractaire à une complète et subite transformation. Il s'agit pour le médecin de modifier l'organisme de son malade, non pas à la surface d'une plaie plus ou moins profonde, comme on peut relativement le faire sans grande difficulté au moyen de lavages et de pansements, mais dans la profonde et obscure intimité des tissus, dans la physiologique activité des organes, dans la composition et la circulation des organes vitaux.

Cependant, malgré les grandes difficultés, les redoutables délicatesses de l'entreprise, ne nous déeouragcons pas. Les conceptions pastoriennes sont d'une lumineuse clarté ; elles paraissent douées d'une intarissable fécondité. Faisons donc abstraction de tous les modes de traitement dont nous avons eu jusqu'à ce jour connaissance ; élevons nos regards vers cette étoile que notre génération a choisie pour guide et avec Pasteur, pas à pas, de déductions en déductions, nous arriverons bientôt, comme nos confrères les chirurgiens, aux indications les plus précises, aux plus judicieuses méthodes de traitement curatif et prophylactique. Du moins, si nous nous trompons, nos erreurs seront basées sur la théorie scientifique qui règne aujourd'hui en maîtresse dans la science médico-chirurgicale : elles seront excusables et ne pourront être révélées que par les fâcheux résultats de la pratique.

Je l'écrivais dès le mois de septembre 1885, dans le *Bulletin général de Thérapeutique* : « La nature d'une maladie épidémique et contagieuse est constituée par la présence d'êtres infiniment petits, lesquels, après avoir infecté l'organisme d'un individu, se répandent autour de lui, menacent les personnes de son entourage et même, traversant de grandes distances, vont atteindre au loin de nouvelles victimes. Il est même rationnel de penser qu'il s'établit entre le malade et l'atmosphère qui l'entoure un libre échange continuel de microbes morbides, dont le résultat ne saurait être salutaire. Tout le monde sait en effet que la chambre d'un poitrinaire, parvenu à l'ultime période des crachats purulents, des sueurs abondantes et de la diarrhée colliquative, est un logement insalubre. Or, si ce logement est insalubre pour les autres, le sera-t-il moins pour le malade lui-même ? D'où résultent pour le médecin deux indications à remplir.

1° Traitement du malade lui-même ;

2° Modification antiseptique du milieu ou vit le malade.

En d'autres termes on doit satisfaire aux indications variées que présente l'état anatomo-pathologique du malade et en outre désinfecter sans cesse la chambre où son affection le retient, lui procurer par des moyens artificiels le bénéfice d'un séjour maintenu salubre.

Le choix des substances antiseptiques devra nécessairement varier suivant les diverses maladies et le chimiste pourra prêter ici au clinicien un très utile concours. Mais il ne faut pas oublier que ces antiseptiques ont une double mission à remplir et qu'ils exercent une action très marquée sur l'organisme du malade lui-même. On devra donc ne pas insister trop longtemps sur l'emploi d'une drogue quelconque et l'on recourra, dans le cours d'une seule maladie, à l'usage de plusieurs médicaments, suivant les divers états que présentera le sujet atteint de cette affection morbide. Le clinicien pourra donc se faire assister par le savant du laboratoire; mais il ne saurait, sans grave inconvénient, abdiquer son rôle prépondérant au lit du malade. »

Tel est le principe fondamental, formulé dès les premières années de ma carrière médicale, sur lequel est basée la méthode de traitement que j'ai dénommée Thérapeutique aérienne antiseptique. Cette méthode n'est pas, comme l'homœopathie et la dosimétrie, en opposition avec les médications généralement employées par mes confrères ; mais elle me semble, au même titre que la méthode hypodermique, mériter une particulière désignation.

On peut encore exprimer ce principe en ces termes. Dans une chambre à coucher, occupée par une personne atteinte d'une maladie contagieuse ou épidémique, il y a évidente et formelle indication de pratiquer une désinfection antiseptique *continue*, dans le but de procurer au malade, ainsi qu'à son entourage, l'avantage d'une atmosphère artificiellement purifiée et afin d'annihiler, tout au moins atténuer les dangers *continus* d'auto-infection et de contagion.

En déduction de cette théorie, dans un opuscule intitulé, *Traitement antiseptique de la Phtisie*, et paru en l'année 1900, j'ai établi une importante distinction entre les différentes doses d'antiseptiques que l'on peut, suivant le but proposé, utiliser pour la désinfection des appartements : la dose chimique, la dose clinique et la dose mixte.

1° *Désinfection antiseptique à dose chimique.* — C'est la seule généralement admise aujourd'hui comme valable. Elle est basée sur des expériences de laboratoire, lesquelles ont démontré combien il faut par mètre cube, pour un appartement hermétiquement clos, d'une drogue antiseptique quelconque, le soufre par exemple, afin d'y détruire tous les germes d'une maladie déterminée. Elle n'a que l'inconvénient d'être impraticable pendant que la chambre du malade est habitée.

2° *Désinfection antiseptique à dose clinique.* — La désinfection à dose clinique est celle qui peut être pratiquée dans la chambre d'un malade, alors que celui-ci continue à l'habiter. On ne saurait lui demander la destruction complète et certaine des germes de maladie et cependant, comme nous le verrons plus loin, elle peut rendre des services aussi importants que la désinfection à dose chimique. C'est la désinfection antiseptique continue dont il est plus haut fait mention.

Parfois et principalement dans les maladies des voies respiratoires, elle se confond avec le traitement même de la maladie, traitement ayant pour base des médicaments plus ou moins antiseptiques, respirés par le malade et en même temps diffusés dans l'atmosphère de la chambre à coucher. Elle a pour avantage de faire parvenir les remèdes aux organes de la respiration par la voie directe et sans imposer à l'estomac une fatigue trop souvent préjudiciable. Elle servira en même temps à défendre le malade et les personnes de son entourage contre l'auto-infection et les dangers de la contagion.

La désinfection antiseptique à dose clinique se pratique au moyen de vaporisations ou fumigations, opérées de préférence la nuit, alors que l'aération de la chambre à coucher est le plus difficile et que l'infection en est le plus intense, le plus dangereuse. Pendant le jour on s'efforcera d'y renouveler l'air par tous les moyens que l'hygiène ordinaire peut fournir.

3° *Désinfection antiseptique à dose mixte*. — Elle tient le milieu entre les deux précédentes, c'est-à-dire qu'elle se fait à une dose se rapprochant autant que possible de la dose chimique, alors que les circonstances, dans lesquelles elle est effectuée, ne permettent pas la complète réalisation des conditions nécessaires à la destruction certaine et totale des microbes morbides. Pour bien me faire comprendre, je vais recourir à un exemple. J'avais, avant l'invention du sérum antidiphtérique, recours contre l'angine couenneuse et le croup à la désinfection antiseptique à dose clinique de la chambre des malades. Or il m'arriva de remarquer que chez une petite fille la guérison, dont je constatais depuis plusieurs jours un heureux commencement, tardait à se confirmer et que les fausses membranes, après avoir disparu, ne tardaient pas à reparaître sur les amygdales. Bref la convalescence tardait à s'affirmer. Alors j'obtins que, pendant une journée entière, toute la famille émigrât dans une maison voisine et j'en profitai pour pratiquer pendant quelques heures, le matin, une désinfection à dose cliniquement intolérable avec du soufre. Les dernières heures de la journée furent employées à ventiler l'unique chambre de la maison où la petite fille fut le soir réintégrée avec sa famille. A partir de ce moment, la marche de la guérison fut rapide et définitive.

On pourrait aussi signaler la désinfection antiseptique par chambres alternées, qui consiste à changer plus ou moins souvent le malade de chambres en prenant la précaution de désinfecter chaque fois la chambre momentanément abandonnée.

Cette méthode de traitement, dont pour la première fois j'ai formulé les principes, il y a vingt-cinq années, et que depuis cette époque j'étudie et je préconise en des articles qui n'ont pas cessé de paraître à des intervalles assez rapprochés, cette méthode, que j'ai étayée sur un nombre déjà respectable d'encourageantes observations, a-t-elle été dans la presse médicale, l'objet d'élogieuses approbations? Je ne le crois pas. A-t-elle subi la malveillance ou la juste sévérité des savantes critiques? Pas davantage. On ne m'a pas fait l'honneur de l'étudier, surtout de l'expérimenter, et les différents auteurs qui traitent de la phtisie, maladie au traitement de laquelle je l'ai spécialement adaptée, n'ont pas daigné dans leurs écrits en faire la moindre mention. Je suis donc amené à poser cette question. Ma méthode existe-t-elle?

Sans doute j'ai été devancé par de nombreux confrères dans l'emploi des vaporisations ou fumigations et l'on pourrait affirmer que ce mode de traitement a toujours existé dans l'art médical et dans l'art vétérinaire. Mais administrer un remède sous une forme quelconque, en constater les effets bienfaisants dans tels cas déterminés et passer outre, cela n'est pas édifier une méthode. Là ne se sont pas bornées mes recherches.

J'ai remarqué, j'ai étudié les propriétés particulières, qu'un remède acquiert du fait même qu'il est employé sous forme de vaporisations ou fumigations, non seulement comme agent curatif mais aussi au triple point de vue, de l'auto-infection, de la contagion et de la propagation des maladies contagieuses dans les centres d'agglomération ; j'ai déduit de ces propriétés particulières des conséquences d'une considérable importance, que jusqu'à nouvel ordre j'estime très rationnelles et que personne avant moi, que je le sache du moins, n'avait réunies en faisceau et fait nettement ressortir.

La science officielle n'a tenu aucun compte de mes graves affirmations, nettement formulées dès l'année 1885 et déjà à cette époque appuyées sur une imposante collection de faits cliniques.

Le D*r* Grancher s'exprimait ainsi dans un rapport présenté le 3 mai 1898 à l'Académie de médecine : « Quant à la désinfection du logis, elle viendrait utilement à *de longs intervalles ou après décès, c'est tout ce qu'on peut lui demander.* On ne peut actuellement mieux faire que ce qui se fait dans les sanatoria pour tuberculeux. Outre le crachoir dont l'usage est réglementaire sous peine d'expulsion, outre la défense de cracher sur le sol ou sur le parquet, chaque chambre est par précaution désinfectée *après le passage de chaque malade.* »

Dans son livre, le *Traitement pratique de la Tuberculose pulmonaire*, paru en 1908, le Dr Louis Renou formule la même doctrine « On devra proscrire le balayage à sec dans la chambre du tuberculeux. Seul le balayage humide doit s'effectuer avec des chiffons qu'on désinfectera dans la suite. On pourchassera soigneusement la poussière dans toute la chambre. *Enfin il sera utile de la faire désinfecter à date fixe, tous les six mois par exemple.* On pourra employer les procédés au formol, dont quelques-uns sont excellents ; on pratiquera le lavage humide de toutes les parties capables d'être lavées avec la solution de sublimé dont je vous parlais tout à l'heure. On désinfectera, de préférence à l'étuve, la literie et les matelas tous les cinq ou six mois ».

Ainsi, tant que le malade habitera sa chambre à coucher, tant qu'il l'infectera à jets continus de ses dangereux microbes, en un mot tant que la cause, la source de la contagion persistera, aggravant chaque jour le degré de contamination de l'atmosphère, on n'aura recours aux désinfections antiseptiques qu'à de rares intervalles et d'une façon tout à fait exceptionnelle ! On ne fera rien pour attaquer ce foyer de pestilence, pour en diminuer le danger ! On demeurera les bras croisés devant les deux fléaux qui en sont l'inévitable et journalière conséquence, l'auto-infection et le péril de la contagion ! Quand la phtisie aura accompli son œuvre, quand le malade aura succombé et qu'avec lui aura disparu la cause de l'infection, alors seulement on se décidera à désinfecter la chambre à coucher ! Sans doute à ce moment encore la désinfection est indiquée et je ne veux en nier ni l'utilité ni l'importance ; elle pourra même se faire à une dose plus radicale, avec plus de facilité que dans le cours de la maladie. Mais elle ne sera plus d'aucun secours pour le défunt et, si la contagion a déjà touché ses victimes dans l'entourage familial, il est à craindre qu'elle ne soit pour ces dernières trop tardive.

Je pose donc à mes confrères les questions suivantes et je doute qu'il puissent y répondre sans formuler des affirmations conformes à celles que depuis plus de vingt années je m'efforce de faire prévaloir.

Est-il vrai que, durant toute la durée d'une maladie infectieuse, l'atmosphère de la chambre à coucher occupée par le malade est continuellement contaminée et que la respiration de l'air contenu dans cette chambre peut provoquer l'auto-infection chez le malade, la contagion parmi les personnes de son entourage ?

Si cela est vrai, n'y a-t-il indication d'aucune mesure de désinfection antiseptique, à prendre continuellement durant toute la durée d'une maladie infectieuse, et faut-il attendre le décès du malade, sa guérison ou son changement de domicile, pour désinfecter au moyen d'antiseptiques l'atmosphère de cette chambre à coucher ?.

Lorsque la désinfection d'une chambre à coucher à dose chimique, c'est-à-dire à dose sûrement destructive de tous les microbes pathogènes, est impossible à cause de la présence du malade et de son entourage familial, est-il irrationnel de pratiquer dans cette chambre une désinfection à dose clinique, c'est-à-dire à dose physiologiquement tolérable ? En d'autres termes, si l'on ne peut pas anéantir l'ennemi, le réduire à déposer les armes dans une grande et décisive bataille, n'est-il pas indiqué, quand l'occasion favorable s'en présente, de le harceler, de lui enlever tout repos, de l'épuiser en continuels escarmouches ?

Ne sera-t-on pas d'autant mieux autorisé à pratiquer cette désinfection à dose clinique que, dans certains cas, les vaporisations ou fumigations antiseptiques répondent en même temps à une double indication curative et prophylactique, par exemple lorsque, dans les maladies contagieuses des voies respiratoires, l'on recourt pour les pratiquer au goudron, à la créosote, à l'eucalyptus, à l'acide lactique, etc. ?

Dans les centres d'agglomération, où séjournent un grand nombre de personnes, dont l'état de santé ne peut être journellement ni connu ni surveillé, où parfois tout ce monde peut tousser, cracher en liberté, voire même manger et dormir, ne serait-il pas indiqué, pour diminuer les ravages de la contagion, de pratiquer périodiquement des désinfections antiseptiques à dose plus ou moins forte, c'est-à-dire compatible avec les exigences de la vie sociale ?

Une autre question doit être posée : ma méthode est-elle efficace ?

Pour répondre à cette question, je puis commencer par invoquer le témoignage de distingués confrères, et je dois en même temps reconnaître que je n'ai pas inventé de toutes pièces la thérapeutique aériennne antiseptique. Si la méthode est devenue mienne, c'est parce que je ne l'ai pas abandonnée après une première et très heureuse expérimentation contre une maladie, dont tout le traitement aujourd'hui consiste presque uniquement dans l'emploi d'un sérum spécifique, c'est que j'ai continué à l'étudier dans ses multiples applications et dans ses importantes conséquences.

Dans le principe, ce n'est pas contre la phtisie, c'est contre la diphtérie, avant la découverte du sérum, qu'elle fut mise à l'épreuve. Elle n'est

pas encore éloignée en effet l'époque, où le croup causait aux mères
la plus effroyable terreur, où, contre cette maladie si grave et si rapide, les médecins croyaient devoir, comme principale médication,
recourir aux barbares et cruelles cautérisations de la gorge.

D'abord je suivis la méthode alors classique et je me souviens encore avec douleur des pénibles scènes que mon traitement provoquait
dans les familles. Ces chers mignons, dont le médecin cherche toujours à se faire des amis, quand ils sont malades, afin de les soigner
plus facilement, avec de plus grandes chances de succès, moi aussi
je les ai martyrisés sans les sauver de la mort. J'étais leur principal
bourreau. Je les ai fait enlever de leurs gentilles couchettes, je les
ai fait tenir de force par les êtres, qui leur étaient le plus chers et
dont le cœur était brisé de chagrin ; j'ai porté au fond de leurs gorges le pinceau enduit du criminel caustique. Toutes les deux heures
pendant la journée, deux ou trois fois dans le cours de chaque nuit,
j'ai ordonné que se renouvelât la déplorable et trop inégale bataille.
Ces pauvres innocents ne pouvaient comprendre pourquoi, avec une
si grande dureté et une si longue persistance, on s'acharnait à renouveler sans cesse la cruelle torture. Leurs petits bras, tendus d'ordinaire pour entourer le cou de leurs mères, se levaient maintenant
pour les repousser. Leurs yeux, hier encore si caressants, exprimaient
la vigilante défiance et l'impuissante colère. Ils se dressaient effarés
sur leurs petits lits et, parcourant d'un regard éploré le milieu familial, tout leur univers à eux, ils paraissaient se demander comment
tout à coup y avaient surgi tant de lamentations, de désespoirs et de
violences. Et voilà, ce qu'était, il n'y a pas vingt années, le traitement de la diphtérie !

Cependant je ne tardais à apprendre que le docteur Delthil, aban-
donnant ces maudites cautérisations, se contentait de fumigations
pratiquées avec l'essence de térébenthine et obtenait ainsi des succès
qu'il attribuait au contact des carbures ou produits de combustion de
la susdite essence avec les fausses membranes de la diphtérie. J'adop-
tai aussitôt cette méthode et déjà ce fut pour moi un immense soulagement. Les malades, les gardes-malades, les personnes de la
famille, père, mère, frère, sœur, grand'tantes, grand'mères, le lit,
les rideaux, le plancher, les murs, les aliments, tout devenait noir
comme taupe, tout se couvrait de ces fameux carbures, c'est-à-dire
d'une fumée atrocement épaisse et salissante. La chambre du malade était bien pis qu'une cabane de charbonnier. Mais les petits
malades ne souffraient pas de ce traitement et ils guérissaient fré-

quemment. C'était pour le moment en thérapeutique le triomphe de la noirceur.

Je ne tardai pas ensuite, en même temps que quelques confrères de diverses localités, à soigner mes petits malades au moyen des vaporisations plus propres, plus agréables que les fumigations à l'essence de térébenthine du Dr Delthil. Pour éviter les intoxications, qu'un emploi prolongé de la même substance aurait pu provoquer, je m'adressai tour à tour au goudron, à l'eucalyptus, à l'acide phénique, au cubèbe, etc. Il m'arriva même un jour, étant éloigné à la campagne de toute pharmacie, de soigner et de guérir deux petits enfants atteints d'angine couenneuse en pratiquant des vaporisations avec des peaux d'oranges et des peaux de citrons.

Tous les enfants, atteints de diphtérie à Blain (Loire-Inférieure), localité où j'exerçais alors la médecine, sont morts jusqu'au jour où j'ai commencé à me servir de cette méthode. Dans le temps que je mettais ensuite à recueillir quinze observations avec un seul décès, du 24 mai 1884 au 1er janvier 1885, seize décès avaient lieu autour de moi chez des enfants soignés par d'autres moyens.

En l'année 1889, le regretté Dr Renou, de Saumur, publia une monographie intitulée, *la Diphtérie, son traitement antiseptique,* dans laquelle sont relatés les résultats obtenus avant la découverte du sérum Roux, par lui-même et par plusieurs confrères, partisans de traiter l'angine couenneuse et le croup au moyen de la méthode des vaporisations ou fumigations antiseptiques. En additionnant les différentes statistiques reproduites, par le Dr Renou et fournies par lui, par les Drs Barthélemy, Bonamy, Geffrier, Barbot, Paterne et moi-même, j'arrive aux totaux suivants : sur 271 cas sans opération je trouve 222 guérisons et 49 insuccès ; sur 94 trachéotomies je relève 66 guérisons et 28 décès.

Pour qui se rappelle l'effrayante proportion de mortalité, habituellement causée par la diphtérie à cette époque, ces chiffres peuvent servir d'éloquente et convaincante démonstration.

Je demande à mes confrères de bien remarquer et conserver dans leur mémoire ces brillantes statistiques qui leur permettront d'attribuer une grande vraisemblance aux observations que je vais plus loin publier concernant ma méthode de traitement dans la tuberculose pulmonaire.

CONSIDÉRATIONS CONCERNANT
LA MÉDECINE GÉNÉRALE ET L'HYGIÈNE

La thérapeutique aérienne antiseptique ne représente pas simplement un procédé de médication contre une ou deux maladies; elle jouit de propriétés prophylactiques utilisables dans toutes les maladies contagieuses et épidémiques. Elle repose en outre sur des principes, qui sont applicables à l'hygiène individuelle et à l'hygiène des collectivités.

Il serait difficile d'énumérer toutes les circonstances qui peuvent, dans le traitement des maladies, constituer une indication pour la désinfection antiseptique à dose clinique. J'ai eu l'occasion de soigner un jeune homme atteint de fracture de côte avec blessure du poumon. Les fumigations antiseptiques, dont le blessé lui-même accusait la très bienfaisante influence sur sa dyspnée, parfois très pénible, m'ont paru dans ce cas indiquées en ce sens qu'elles pouvaient, en assainissant l'air, s'opposer aux complications inflammatoires de la plèvre et du poumon. Ces fumigations constituaient en quelque sorte un pansement antiseptique de la plaie pulmonaire. Le jeune homme guérit en effet sans aucune complication.

1° Prophylaxie dans les maisons particulières

Mais ce n'est pas tout : un avantage plus considérable encore a été obtenu. J'ai soigné à Blain plus de 150 diphtériques en quatre années d'épidémies. Dans ces chaumières de campagne bretonne, où grouillaient de nombreux enfants avec des volailles en liberté, jamais je n'ai pratiqué l'isolement. Les maisons de mes petits malades n'avaient le plus souvent qu'une seule pièce et cependant j'y ai toujours conservé avec eux leurs frères et sœurs bien portants. Or je n'ai eu qu'à me louer de cette apparente témérité que je me félicite d'avoir commise. Jamais je n'ai perdu deux enfants appartenant à la même maison. Jamais aucun de mes diphtériqués n'a provoqué par contagion la diphtérie chez quelqu'un de ses proches voisins.

Très remarquable coïncidence, dans le même temps et dans le même pays, la contagion était habituelle dans la clientèle de mes confrères qui, plus corrects que moi, croyaient devoir s'astreindre à la loi classique de l'isolement. L'un d'eux perdait quatre enfants de la même ferme, après les avoir disséminés dans toutes les directions, créant ainsi de nouveaux foyers d'épidémie. J'ai même la conviction que, si mes confrères avaient comme moi remplacé l'isolement par l'emploi des vaporisations ou fumigations antiseptiques, l'épidémie aurait duré moins longtemps.

MM. les Drs Renou de Saumur, Geffrier d'Orléans, Barthélemy et Bonamy de Nantes, que j'ai interrogés par lettres, m'ont affirmé de leur côté qu'à partir du moment, où ils ont eu recours au traitement de la diphtérie par les vaporisations antiseptiques, ils n'ont plus observé un seul cas de contagion produit par leurs petits malades.

Je le demande, pourquoi les résultats prophylactiques de la méthode ne seraient-ils pas aussi satisfaisants dans la phtisie que dans la diphtérie ? La contagion n'est-elle pas aussi difficile à combattre dans la diphtérie que dans la tuberculose pulmonaire ? Ce qui est possible, facile même, ce que l'on a déjà fait pour les diphtériques, quelle raison a-t-on de ne pas le faire, tout au moins l'essayer pour les poitrinaires ?

Comment d'ailleurs, dès les insidieux débuts de la maladie, convaincre des époux qu'ils doivent se séparer pour des mois, pour des années ! Comment décider un père et une mère à éloigner sans hésitation de la famille un jeune homme ou une jeune fille coupables seulement d'être malades ? Cela est tellement impossible que malgré le danger il ne peut en être question. Mais en face d'une pareille situation, quel médecin n'a pas gémi de ne connaître aucun moyen pour combattre sur place les agents de la contagion.

Eh bien ! j'en ai la conviction, ce moyen existe. La même méthode antiseptique, qui a vaincu la contagion de la diphtérie, peut nous servir à combattre dans la famille la contagion de la tuberculose pulmonaire. Aucun argument ne me paraît en effet valable pour établir une notable différence entre ces deux maladies sous le rapport du mode de contagion.

Je ne suis pas bactériologiste et je n'ai pas étudié à quel degré chacune des drogues, essences végétales ou autres, contenues dans mes mixtures pour fumigations, possède un pouvoir bactéricide. La question est du reste complexe et l'on peut se demander, si les vaporisations ou fumigations agissent contre la contagion par leur vertu antiseptique ou bien si les personnes, qui vivent avec le malade, ne profitent pas à titre préventif des mêmes parfums, qu'on lui fait respirer, et sont ainsi préservés de la tuberculose pulmonaire. Je pense que les deux modes d'action s'associent, se renforcent et peu importe d'ailleurs l'explication théorique, après les résultats curatifs et prophylactiques obtenus dans la diphtérie, l'emploi de la thérapeutique aérienne antiseptique s'impose contre la phtisie, tout au moins à titre d'essai et jusqu'à démonstration de son inutilité.

Je dirai plus. Il y a, pour les raisons suivantes, tout lieu de croire que cette épreuve serait suivie d'un très remarquable succès, succès, il est vrai, moins facile à constater en peu de temps que pour la diphtérie. Les expériences de laboratoire démontrent en effet que le bacille de Koch est d'une virulence relativement facile à éteindre et les faits cliniques le prouvent d'une façon plus péremptoire encore. En ne faisant chaque année dans toute la France que 150.000 victimes environ, la phtisie se montre très débonnaire par rapport aux autres maladies contagieuses. Il faut considérer en effet que les bacilles sont partout répandus avec la plus grande profusion, qu'on ne fait généralement rien pour les détruire et pour s'en défendre, tout au moins dans les lieux de réunions publiques, et que, circonstance plus grave encore, une première atteinte, loin de procurer la moindre immunité, dispose au retour de la maladie. Dans ces déplorables conditions, s'il s'agissait de la fièvre typhoïde, de la variole ou de la diphtérie, c'est par millions d'individus qu'il faudrait la mortalité annuelle.

Ces idées ne sont pas nouvelles dans mon esprit. J'écrivais en 1885 : « Je demande à mes confrères s'il ne leur paraît pas rationnel d'expérimenter, au double point de vue curatif et prophylactique, dans les autres maladies épidémiques, une méthode de traitement qui peut être essayée sans danger, pourvu que l'on agisse avec quelque prudence, et qui a donné de tels résultats contre la diphtérie. Il n'est guère aisé d'admettre *a priori* que les résultats seraient contradictoires. Je ne connais pas, en effet, un seul médicament, une seule méthode thérapeutique qui présente à un tel degré, cet étrange caractère d'exclusive spécificité. »

Et plus loin : « Au point de vue prophylactique, volontiers j'assimilerai les résultats que je présume ce mode de traitement susceptible de fournir contre la phtisie à ceux que j'ai obtenus par le même genre de médication dans le cours d'une épidémie de diphtérie. Déjà même je puis appuyer ce jugement sur un commencement de démonstration. Le mari de cette jeune femme, dont j'ai précédemment et à grands traits relaté l'observation, présentait lui-même des symptômes très alarmants, au moment où j'ai commencé le traitement de sa chère malade par les vaporisations. Or, cet homme qui est très chétif n'a pas tardé à recouvrer son état de santé habituel : il n'est plus, chaque matin, comme auparavant, incommodé par la toux, l'oppression et le besoin de cracher. Atteint récemment d'une légère bronchite, il a bien reconnu lui-même la différence qui existait entre cet accident de nature passagère et le travail de dépérissement continu, progressif, dont il se sentait naguère devenir la victime. Concurremment, la santé de ses deux petites filles s'est améliorée. Elles ont perdu en partie leur aspect strumeux et j'ai vu chez l'aînée une conjonctivite tour à tour disparaître et récidiver, avec la reprise ou l'abandon des vaporisations médicamenteuses. » J'ajoute que cet homme était en 1901 encore vivant ainsi que ses deux jeunes filles, seize ans après la maladie de sa femme.

Ces faits ont une considérable portée, à cause des conséquences que l'on en peut tirer, et je crois avoir été le premier à en conclure que, dans les maladies contagieuses, l'isolement n'est plus scientifiquement admissible. J'entends l'isolement pur et simple, non accompagné de précautions antiseptiques. Eloigner d'un malade, atteint d'une maladie contagieuse ou épidémique, et disséminer dans un pays ses frères et sœurs en apparence bien portants, après qu'ils ont subi avec le malade un contact, dont il est ordinairement impossible de préciser la durée, sans leur faire subir un traitement préventif, sans opérer aucune désinfection dans le milieu nouveau où on les aura transférés, c'est prendre vis-à-vis d'eux une précaution insuffisante et s'exposer à multiplier dans un pays les foyers d'épidémie.

2° Prophylaxie dans les centres d'agglomération.

Lorsqu'il s'agit de la désinfection des appartements dans les maisons particulières et durant le cours des maladies contagieuses ou épidémiques, nous avons vu que le plus ordinairement cette désinfection se pratiquait à dose clinique et même pouvait, dans les affections des voies respiratoires, se confondre avec le traitement de la maladie. On a guère recours à la dose chimique qu'après guérison ou décès du malade. Quant à la dose mixte, elle n'est usitée que d'une façon exceptionnelle.

Dans les centres d'agglomérations, les conditions ne sont plus les mêmes : c'est pendant le jour que d'ordinaire les locaux sont habités et le plus souvent la nuit ils sont évacués. Nous pourrons, pour la désinfection prophylactique de ces locaux, combiner les différentes doses chimique, clinique et mixte, et le plus fréquemment c'est à la première ou à la troisième que nous aurons recours.

En l'année 1887, j'eus l'honneur d'adresser, sur sa demande, à M. l'Inspecteur d'Académie de mon département, un rapport sur les mesures à prendre dans les écoles contre les maladies contagieuses des voies respiratoires. Nous étions alors en pleine épidémie de diphtérie. Ce rapport fut soumis à l'appréciation de la Société de Médecine de Nantes, qui constitua une commission pour l'examiner, laquelle commission donna son avis dans un nouveau rapport dont la copie me fut envoyée. D'autre part le travail que j'avais adressé à M. l'Inspecteur d'Académie fut publié par le *Journal des Sciences médicales* de Lille, en un article qui attira l'attention du D*r* Wilhem Loewenthal de Lausanne et fut analysé par lui dans le *Centralblatt für Kinderkeikunde*. Toutes ces circonstances provoquèrent une sorte de controverse qui me paraît intéressante à reproduire.

Voici d'abord le rapport que j'adressai à M. l'Inspecteur d'Académie.

De l'Antisepsie médicale appliquée a l'hygiène des écoles primaires.

Pour traiter brièvement ce sujet, je vais le présenter sous forme de trois simples propositions, qui me paraissent pouvoir se passer de tout préambule.

1° *La désinfection fréquente des écoles primaires ne présente pas de difficulté grave ni de sérieux inconvénient.* — Les classes des écoles primaires sont désertes pendant la nuit et rien ne s'opposerait à ce que fréquemment on profitât de ce moment pour y brûler quelques cuillerées de soufre. Le matin, avant l'arrivée des enfants, on ouvrirait les fenêtres pendant une ou deux heures ; il ne resterait ainsi aucune odeur gênante causée par la désinfection.

2° *Importance de la désinfection antiseptique des écoles primaires en temps ordinaire.* — Un grand nombre de maladies sont aujourd'hui attribuées par la science à des germes morbides, généra-

lement désignés sous le nom de microbes et considérés comme susceptibles de propager les affections, dont ils semblent être les agents
principaux, en se transférant d'un individu à l'autre par des voies
diverses et encore mal déterminées. Cette notion, dont on tient le plus
grand compte quand il s'agit du choléra, est souvent oubliée lorsque
l'on a affaire à la diphtérie ; elle est en pratique universellement mé-
connue en ce qui concerne la phtisie. Cependant la diphtérie fait un
plus grand nombre de victimes que le choléra et la diphtérie elle-
même est un fléau beaucoup moins dévastateur que la phtisie dont les
ravages me paraissent de jour en jour augmenter. Or tous les médecins
affirment aujourd'hui que la phtisie est contagieuse et que tel individu
par exemple est devenu phtisique, pour avoir habité une chambre dans
laquelle vivait ou avait vécu un poitrinaire. D'autre part, si la tuberculose pulmonaire est relativement rare dans le jeune âge et dès lors
dans la clientèle des écoles primaires, on la constate cependant quelquefois chez les jeunes enfants et du reste le scrofule, qui, aux yeux
de quelques médecins, constituerait en quelque sorte l'enfance de la
phtisie, est une affection très commune parmi les enfants. D'où il suit,
que, pendant les heures de classe, il existe une promiscuité dangereuse entre des sujets sains et des sujets atteints de maladies contagieuses et que ces derniers peuvent, après leur départ, avoir laissé dans
la classe des germes morbides, capables d'infecter l'air que l'on
respirera dans ces établissements publics. Il serait donc opportun de
ne pas tolérer dans les classes la présence d'enfants atteints manifestement de phtisie pulmonaire ou de scrofulides non cicatrisées et surtout, pour mitiger à cet égard les rigueurs d'une pénible sévérité, il
me semble nécessaire de profiter fréquemment de la nuit pour puri-
fier l'atmosphère des classes au moyen de puissants antiseptiques, le
soufre par exemple, qui rend l'opération si efficace, si facile et si peu
couteuse.

3° *Urgence de la désinfection antiseptique des écoles primaires
en temps d'épidémie.* — La désinfection antiseptique des écoles primaires prend un caractère beaucoup plus marqué d'urgence, lorsque
le pays est éprouvé par une épidémie, telle que la fièvre typhoïde, la
variole, la scarlatine, la coqueluche, la rougeole et surtout la diphtérie. À cet égard l'épidémie, qui dure à Blain avec des intervalles de
relâche depuis le mois de mars 1884, mériterait d'être l'objet d'une
très sérieuse enquête ; elle fournirait, je ne crains pas de l'affirmer, à
une Commission savante des renseignements très nombreux et de la

plus haute valeur. Je ne veux pas faire ici l'histoire détaillée de l'épidémie de Blain, je ne le peux même pas ; car, intéressé dans cette question, je n'en saurais être un juge autorisé. Je me contenterai donc de formuler les propositions suivantes, qui sont évidentes par elles-mêmes et que l'histoire de l'épidémie de Blain mettrait selon moi en vive lumière.

A. — *En temps d'épidémie diphtéritique, la désinfection fréquente des écoles s'impose jusqu'à ce que le licencement ait été effectué.* — Le 30 janvier 1887, ayant constaté la diphtérie chez un petit garçon, qui la veille encore fréquentait l'école des garçons de Blain, je me suis empressé d'en informer le maire de la commune, en demandant que l'on profitât de la nuit suivante pour désinfecter au soufre les classes des garçons, avant l'arrivée des élèves le lendemain matin lundi. Or, jusqu'à la date du 24 février, je n'ai pas connaissance qu'un autre garçon de cette école ait été atteint de diphtérie depuis le 30 janvier.

B. *Le licenciement d'une école, non accompagné d'une désinfection énergique, est une mesure complètement illusoire.* — Je crois pouvoir citer comme exemple l'école des filles de Blain, laquelle, à la fin de l'année 1886 et pendant une assez longue période, a fourni à la diphtérie absolument toutes les victimes qui en ont été atteintes. Cette école avait été licenciée les années précédentes. Avait-elle été énergiquement désinfectée ? J'en doute, quoique je ne puisse à cet égard rien affirmer de précis. Enfin, à la suite d'une requête que j'adressai au médecin des épidémies de Saint-Nazaire, cette même école a été désinfectée, au moment où la diphtérie sévissait avec le plus de violence, où la température humide et froide semblait très favorable à sa propagation, quelques jours seulement après la mort par diphtérie de l'un de mes confrères, et l'épidémie a subi immédiatement une relâche très marquée.

Mais je vais plus loin et j'estime que, par le moyen des mesures prophylactiques suivantes, les écoles cesseraient de constituer des foyers de propagation diphtérique pour devenir au contraire des foyers salutaires de préservation. Voici ce que je conseillerais en vue de ce résultat tant désirable :

1° Les chauffe-pieds ne seraient en aucun temps tolérés dans les classes, que l'on maintiendrait chaudes par un système de chauffage vraiment hygiénique ;

2° Pendant les heures de classe, on ferait fonctionner au feu de la cheminée un vaporisateur, par exemple l'appareil si simple que j'utilise pour le traitement de la diphtérie ou bien, si la classe est chauffée par un poêle, un vase contenant de l'eau que la chaleur du poêle ferait vaporiser. Au moyen d'un appareil de ce genre, rien ne serait plus facile que de répandre dans l'atmosphère de la classe, à doses légères, des vapeurs de substances antiseptiques variées, que l'on aurait grand soin d'alterner fréquemment pour éviter toute intoxication, toute irritation et même toute gêne sérieuse : eucalyptus, goudron, essence de térébenthine, vinaigre, orange, citron, acide phénique, etc., etc., feraient les frais de ces vaporisations. Le précepte est fondé sur un grand nombre de faits cliniques qui semblent démontrer que, dans les maisons particulières et même dans les hôpitaux infectés par la diphtérie, la contagion est efficacement combattue par les vaporisations antiseptiques, employées comme traitement curatif des diphtéries.

3° On pratiquerait fréquemment pendant la nuit des désinfections antiseptiques avec du soufre dans les classes de l'école et, en choisissant les heures les plus commodes, dans les différentes parties de l'établissement.

A l'appui de cette théorie, je puis citer le fait suivant. Le 16 décembre 1885, je constatai à l'école des filles du Gâvre une angine couenneuse chez une fillette pensionnaire de cet établissement et M. le maire de la commune, ayant eu connaissance de ce fait, s'empressait de venir au devant de moi pour requérir mes instructions et agiter la question du licenciement de cette école. L'enfant fut immédiatement envoyée au domicile de ses parents et l'école ne fut pas licenciée, mais seulement désinfectée plusieurs fois avec du soufre. Quelques vaporisations antiseptiques légères furent en outre pratiquées pendant les heures de classe dans les deux écoles du Gâvre. Or aucun cas nouveau de diphtérie ne s'est déclarée au Gâvre depuis cette époque, quoique cette commune fût comprise entre celles de Blain et de Vay, lesquelles avaient été et étaient encore sévèrement éprouvées.

Rapport sur un mémoire de M. le Dr Coüetoux, rélatif a l'antisepsie appliquée a l'hygiène scolaire, par une commission composée de MM. Barthélémy, Ottimont et Bonamy, rapporteur : . .

Messieurs,

Conformément au désir exprimé par M. l'inspecteur d'Académie, vous avez nommé une Commission, composée de MM. Barthélemy, Attimont et Bonamy, pour étudier le rapport de M. le Dr René Coüetoux sur l'antisepsie appliquée à l'hygiène scolaire. Nous avons l'honneur de vous soumettre le travail de cette Commission.

Ce rapport, vous le savez, Messieurs, a été écrit à l'occasion de l'épidémie de diphtérie, qui, depuis le mois de mars 1885, sévit à Blain, où elle a fait bien des victimes, au nombre desquelles nous comptons notre regretté confrère, le docteur Thuillier.

Dans cette localité au sol humide et marécageux, offrant ainsi des conditions favorables au développement de la dipthérie, l'utilité d'un règlement prophylactique s'imposait et c'est dans ce but que M. Coüetoux, en hygiéniste sagace, s'est préoccupé de la prophylaxie à l'école. Dans les campagnes en effet, l'école est le lieu d'agglomération par excellence, c'est de là que souvent se propagent les affections contagieuses.

M. Coüetoux débute par des considérations sur l'hygiène des écoles en temps ordinaire. Laissant de côté cette question, qui est plutôt du ressort de l'hygiène générale, nous dirons seulement que les vaporisations constantes ne nous semblent pas d'une application facile; que d'autre part, en ce qui concerne les chauffe-pieds, nous voudrions leur voir substituer les bouteilles d'eau chaude.

Abordant la question de la prophylaxie en temps d'épidémie diphtérique, notre confrère de Blain ne paraît attacher qu'une importance secondaire au licenciement et lui préférer de beaucoup l'usage des désinfectants pendant et entre les classes. En cela, nos opinions diffèrent. Nous estimons que, dès le premier cas incontestable de diphtérie dans une école, le mieux serait de la licencier pendant dix jours, durée classique de la période d'incubation. De plus, dans les familles, au moindre indice d'une angine, il serait bon que le médecin examinât l'enfant et que les parents fussent prévenus du début insidieux de la maladie, de la nécessité d'examiner chaque jour la gorge de leurs enfants.

En effet, comme le dit M. le D^r Le Cerf dans son intéressant travail sur l'épidémie de Saint-Julien de Courcelles, l'angine couenneuse peut presque toujours être arrêtée sur place, quand on agit vigoureusement à temps. Aussi l'inspection quotidienne et générale des gorges par les parents est-elle, pour le médecin, l'auxilliaire le plus utile.

Nous sommes d'accord avec M. Coüetoux, quand il dit que le licenciement, non accompagné d'une désinfection énergique, est une mesure tout à fait illusoire. Ici, tout en approuvant comme mode de traitement les vaporisations, nous ne pensons pas qu'il faille généraliser ce procédé peu pratique dans la vie de l'école. Quant au soufre que notre distingué confrère propose de faire brûler la nuit dans les salles, son emploi devrait être à notre sens réservé aux seules désinfections générales à faire pendant la période de licenciement. Le choix de cet agent est du reste très judicieux, le soufre étant de beaucoup préférable aux autres antiseptiques à cause de sa grande pénétration. Seulement les quelques cuillerées préconisées nous paraissent être bien insuffisantes. Il est en effet démontré que 20 grammes de soufre sont nécessaires par mètre cube pour détruire les micro-organismes de la fièvre typhoïde et du choléra. D'autre part, il résulte d'expériences faites par MM. Dujardin-Beaumetz, Bardet et Chambon, que la quantité de cette substance doit s'élever à 40 grammes pour amener la destruction des micro-organiques à l'état sec, tels que celui de la variole. Il en serait de même pour celui de la tuberculose, d'après le Pr Vallin, du Val-de-Grâce.

Quoiqu'il en soit, M. le Dr Coüetoux a eu le mérite d'attirer l'attention sur ce point si important de la désinfection dans les écoles. A ce sujet, M. le médecin principal Gentil a bien voulu nous communiquer la note suivante émanant du Dr Foélick, relativement à ce qui se pratique en Suisse, pour la diphtérie.

« On ne ferme les écoles que quand il y a réellement épidémie. Pour les cas isolés, on se contente de la séquestration et de l'isolement aussi parfaits que possible. On recommande la ventilation des locaux occupés. Les salles des écoles sont lavées, blanchies à neuf; si elles sont en stuc, on les lave avec une solution de sublimé. On désinfecte au soufre. Du sable boriqué est jeté sur les planches. On insiste sur le fréquent changement de vêtements, sur les soins de propreté. Les enfants quitteront fréquemment la salle d'école pour se rendre au grand air. Il est reconnu que le séjour dans un endroit confiné est redoutable, surtout dans les chaumières petites, malpropres, où les excréments des animaux, des volailles séjournent sur le sol. Les lits seront sortis dès alcôves pendant la nuit, aérés dans le jour; leurs diverses pièces seront exposées au soleil. Nourriture tonique. Examen de la gorge et traitement des moindres angines par des gargarismes désinfectants. »

Maintenant, Messieurs, voici les conclusions de votre Commission :

1° Dès qu'un cas de diphtérie incontestable s'est manifesté dans une école, licenciement de dix jours, maximum de l'incubation classique;

2° Pendant la période de licenciement, désinfection des salles d'études avec le soufre, dans la proportion de 40 grammes par mètre cube. Les portes et les fenêtres doivent être hermétiquement closes pendant l'opération ;

3° Nettoyage à l'eau entretenue bouillante des parquets, bancs, tables, etc., qui pourraient ensuite être passés à la solution phéniquée au 1/100 ou bien à la solution de sublimé au 1/1000; blanchiment des murailles à la chaux ;

4° L'enfant atteint de diphtérie ne pourra rentrer en classe que muni d'un certificat de médecin, indiquant qu'il n'y a aucun danger pour les autres ;

5° Les vêtements de l'enfant malade auront dû être lessivés ou passés à l'étuve. Cette recommandation devrait être faite à toutes les familles.

Il serait à souhaiter que les mêmes mesures fussent appliquées pour les épidémies de toute nature.

Signé : BONAMY, ATTIMONT, BARTHÉLEMY.

Je ne discuterai pas ce rapport, dans lequel l'opposition du reste partielle des idées n'exclut nullement l'aimable courtoisie des expressions. Je dirai seulement qu'à cette époque je n'avais pas encore fait connaître la classification que j'ai établie entre les désinfections à dose chimique, à dose clinique et à dose mixte, classification qui jette sur la question une grande et vive lumière. Il est certain que les doses d'antiseptiques, indiquées par moi, étaient d'une notoire insuffisance pour la destruction complète et assurée des micro-organismes; mais mon intention n'était nullement d'effectuer une désinfection à dose chimique. Je ne chercherai pas d'ailleurs à défendre contre toute critique les moyens indiqués dans mon rapport pour pratiquer la désinfection dans les écoles. Ce sont des principes que j'ai voulu poser et c'est bien ainsi que l'a compris le Dr Wilhem Loewenthal.

Centralblatt fur Kinderheilkunde heransgegeren
von Dr R. W. Raudnitz -in Prag. 1887. 20 august. N° 13 (1).

Le Dr Coüetoux formule des réclamations qui méritent d'être prises
en considération et qui dans la pratique seraient facilement réalisa-
bles. Il veut que les écoles primaires (pourquoi celles-ci seulement)
soient désinfectées tous les soirs d'une façon rationnelle en brûlant
du soufre. (Préalablement il faudrait dans les mêmes chambres produire de la vapeur d'eau, dont l'efficacité est absolument certaine). Le lendemain matin, avant l'ouverture, les classes seront aérées
une ou deux heures. Par ces procédés les germes ou microbes (diphtérie, coqueluche, scrofule), qui se sont développés et se sont déjà
introduits chez les enfants, sont détruits à temps. Mais pour s'opposer
à la propagation d'une épidémie, il faudrait rendre la désinfection
obligatoire et l'imposer dès le début.

A Blain, où habite ce médecin, la diphtérie règne depuis mars 1884
avec de courtes interruptions. Le 30 jánvier 1887, il constatait la maladie chez un garçon qui la veille encore avait fréquenté l'école communale.
Dans la nuit même, toutes les chambres de l'école furent soufrées et depuis aucun nouveau cas ne s'est présenté chez les enfants de cette école.

Pareille chose se produisit au Gâvre, commune située entre Blain
et Vay, localités fortement éprouvées à l'époque et maintenant encore
par la diphtérie. Le 16 décembre 1886, une fillette de l'école du
Gâvre était atteinte par la maladie. On la renvoya chez elle, mais

(1)   Centralblatt für Kinderheilkunde heransgegeren
von Dr R. W. Raudnitz in Prag. 1887. 20 aucust. N° 13.

R. Coüetoux (Blain). De l'antisepsie médicale appliquée à l'hygiène des écoles
primaires (*Journal des Sciences médicales de Lille*, n° 12).

Ebenso beherzigenswerthe und in praxi leicht erfüllbare forderungen stellt C.
in dem obenerwahnten Artikel. Er will, dass die primärschulen (warum nur
diese ? Ref.) regelmassig allabendlich desinfieirt werden, und zwar durch Ver-
brennen von Schwefel (welchem, der sicheren wirkung wegen, die Entwickelung
von Wasserdämpfen in denselben Raümen vorangeschickt werden müsste Ref):
am anderen Morgen, vor Beginn der Schule, sollen dann die Schulzimmer ein oder
zwei Stunden lang. gelüftet werden. Das sei auch in normalen Zeiten wünschens-
werth, damit etwa vorhandene, von den Kindern eingesenleppte Keime (*Diphterie, Keuchhusten, Scrophulose*) rechlzeitig vernichtet werden : bei Vorhandensen
einer Epidemie dagegen müsse die Desinfection obligatorisch gemacht und sofort vorgenommen werden. In Blain, dem Wohnorte C'.s. herrscht die diphterie
mit zeitweiligen Unterbrechungen seit Marz 1884 ; am 30. Januar 1887 constatirte
C. die Diphterie bei einem Knaben, welcher noch Tags vorher die dortige Pri-
märschule besucht hatte, in derselben Nacht noch wurden alle schulzimmer geschwefelt, und seitdem ist keine weitere Erkrankung under den Zöglingen dieser
Schule zur Kenntniss. C's. gelangt. Ein ahnlicher Fall ereignete sich in Gâvre,
einem Orte zwischen Blain und Vay, die beide schwer von der diphterie heimge-

l'école ne fut pas fermée. On se borna à la soufrer à plusieurs reprises et de plus on fit dans les deux écoles de l'endroit des vaporisations de substances antiseptiques (eucalyptus, goudron, térébenthine, acide phénique), auxquelles le Dr Coüetoux attribue une grande efficacité pour combattre l'épidémie existante. Depuis aucun cas nouveau de diphtérie n'a été constaté au Gâvre.

Il fait avec raison remarquer que la fermeture d'une école, si elle n'est pas suivie d'une complète désinfection, est une grosse faute. En effet à Blain, depuis 1884, l'école des filles fut fermée à diverses reprises, mais la désinfection ne fut pas faite ou du moins le fut d'une façon insuffisante et, à la fin de 1886, pendant deux mois, des cas nouveaux de diphtérie furent constatés et cela surtout sur des fillettes appelées par leur âge à fréquenter l'école en ce moment. Cet état de choses s'améliora d'une façon très sensible, bien que l'épidémie régnât encore dans la ville, lorsque, sur les instances du Dc Coüetoux, on eût fait une désinfection sérieuse et complète de tout le bâtiment.

Il ressort clairement de ces expériences cliniques, tentées avec résolution, que les écoles continueront à être des foyers de propagation de l'infection diphtérique, si l'on se borne à les fermer et qu'au contraire elles deviendront des foyers salutaires de préservation, si l'on pourvoit les classes d'un mode de chauffage suffisant et hygiénique et si l'on emploie, pendant les heures où les élèves ne sont pas en classe, des fumigations pratiquées avec les antiseptiques ci-dessus désignés.

sucht waren und noch sind; am 16. December 1886 bekam eine Schülerin in Gâvre diphterie, wurde sofort zu ihren Eltern heimgeschickt, de schule aber wurde nicht geschlossen, sondern nurmehreremale geschwefelt und ausserdem wurden in den beiden Ortsschulen während der Unterrichtsstunden zerstaubungen von antiseptischen Lösungen (Eucalyptus, Theer, Terpentin. Carbolsaure) vorgenommen, welchen zerstaubungen c. C. eine grosse Wirksamkeit bei bestehenden Epidemien zuschreibt Seitdem ist in dem ganzen Orte Gâvre überhaupt kein weiterer Fall von Diptherie vorgekommen. Das einfache Schliessen einer schulé ohne nachlerige gründliche Desinfection des ganzeu Gebäudes erklart C. mit Recht für einen schweren Fehler; die Mädchenschule in Blain, welche seit 1884 wiederholt geschlos sen, aber wahrscheinlich gar nicht oder nicht genügend desinfîcirt worden war, lieferte gegen Ende 1886 ein paar Monate lang sämmtliche Falle von Diphterie, welche während dieser zeit überhaupt bei Madchen im schulpflichtigen Alter zur Beobachtung gelangten, und die Sachlage besserte sich in hohem Grade erst (und dies trotz Wei- terbestehens der epidemie in der Stadt), als auf Andrängen C'.s eine gründliche Desinfection des Gebaüdes endlich vorgenommen wurde. C. vertritt auf Grund seiner klinischen Erfahrungen mit Eutschiedenheit Ansicht, dass die die Schulen nicht nur authoren werden, Verbreitungsherde für die diphterische, Ansteckung zu sein, sondern sogar zu foyers salutaires de préservation » sich gestalten werden, wenn man die Classenzimmer mit'einen hygienisch genügenden Heizsysteme ver sicht, sie regelmässig schwefelt und, bei Vorr handensein einer Epidemie, leichte Zerstäubungen der genannten antiseptischen Lssungen während der Unterrichtsstunden anwendet anwende.

Wilhelm Lœwenthal (Lausanne),

Voilà certes une controverse qui a soulevé d'importantes questions concernant la médecine générale, mais qui n'a pas fourni de solution définitive. Je ne pense pas que depuis cette époque la discussion en ait été reprise.

J'ai la prétention d'avoir été, par suite de mon rapport adressé à M. l'Inspecteur d'Académie, le premier à signaler l'opportunité des désinfections périodiques dans les centres d'agglomération, même en l'absence de toute épidémie. Il y a 23 ans que ce rapport a été présenté à la Société de Médecine de Nantes, qu'il a été publié dans le journal des Sciences Médicales de Lille et qu'enfin j'ai eu l'honneur de le voir analyser avec éloge par le Dr Wilhem Lœwenthal. Cela n'empêchera peut-être pas que cette opportunité, enfin découverte par une hante personnalité du monde savant, ne soit de nouveau, dans un avenir plus ou moins prochain, présentée au public comme une scientifique nouveauté.

L'opportunité des fréquentes désinfections antiseptiques, même en l'absence de toute épidémie, est implicitement reconnue par divers auteurs dont l'autorité scientifique est considérable. Le Dr Kelsch s'exprimait ainsi : « Le jeune conscrit apporte souvent au conseil de révision des lésions rudimentaires que la profondeur de leur situation et l'exiguité de leur étendue dissimulent à l'investigation la plus scrupuleuse. Ici ce sont des adhérences pleurales qui plus tard, dans les marches forcées, avec la constriction exercée sur le thorax par le col, les courroies et le ceinturon, seront la cause immédiate de ces insuffisances pulmonaires, qui correspondent aux formes dites asphyxiques du coup de chaleur. Ailleurs ce sont des ganglions tuberculeux du médiastin ou des tubercules solitaires de quelque viscère, source éventuelle de l'auto-infection, dont nous avons démontré le rôle important dans la genèse pulmonaire. » Voilà, de l'aveu d'un éminent médecin militaire, ce que ne saurait recéler une très scrupuleuse investigation. Or, pour l'examen de chaque conscrit au conseil de révision, le major ne peut disposer que de quelques minutes au milieu du bruit et du mouvement. Il en résulte que très fréquemment la chambrée de la caserne est complètement assimilable à une chambre à coucher de poitrinaire, avec cette différence toutefois qu'un nombre beaucoup plus grand de personnes y sont exposées à la contagion.

Lorsque, dans une famille, où l'on a pu prendre des soins minutieux de propreté antiseptique, où le malade lui-même a pu observer les prescriptions de l'hygiène, lorsque dans cette famille meurt un poitrinaire, on exige après le décès une rigoureuse désinfection. Et dans une chambrée où, depuis la construction de la caserne, se sont succédé un nombre variable mais sans cesse renouvelé de poitrinaires, la désinfection serait inutile !

Nulle part, mieux que dans la caserne, les désinfections à différentes doses ne peuvent se faire avec facilité. Rien n'est plus facile que de faire évacuer une caserne, tout au moins pendant la saison chaude, et les grandes manœuvres seraient en particulier une très favorable circonstance. Les dépenses ne seraient pas considérables, puisque certains antiseptiques sont d'un prix modéré et que la main d'œuvre serait fournie par les soldats eux-mêmes.

La chambre de la caserne devrait être, comme celle du poitrinaire et comme aussi les classes et les dortoirs des collèges, aménagée et meublée de manière à subir facilement, promptement et sans dommages, de fréquentes désinfections. Les mobiliers si minimes, qui garnissent ces locaux, ne pourraient-ils pas être démontables de façon à être facilement transportés au dehors et nettoyés antiseptiquement, pièce par pièce. Pourquoi les murs ne seraient-ils pas, comme dans les salles d'opération, recouverts d'un enduit supportant le lavage. Au moment des désinfections, les planchers seraient examinés avec soin, toutes les fissures y seraient bouchées et l'on chercherait du même coup à détruire la vermine, en particulier les punaises, qui dans certaines casernes sont pendant la saison chaude la source d'un vrai supplice pour beaucoup de soldats.

En pratiquant dans les chambrées des désinfections fréquentes et judicieusement organisées, on aurait, j'ose l'affirmer, la certitude en quelque sorte mathématique de conserver pour le combat d'abord, pour le foyer conjugal ensuite, un nombre immense de jeunes et précieuses existences. On sauvegarderait en même temps les familles des jeunes soldats contre une redoutable source de contagion.

Que penser, au point de vue de la contagion tuberculeuse, de l'hygiène sur les grands navires ?

« Un des arguments importants invoqués contre la cure marine, dit le Dr F. Lalesque (1), est tiré de la prétendue fréquence de la phtisie pulmonaire parmi les populations maritimes. Cette doctrine a trouvé un trop durable appui dans les travaux de Rochard et de Jonhson. Plus que les autres, prétendaient-ils, les populations marines sont décimées par la tuberculose pulmonaire et l'opinion contraire,

(1) Cure marine de la phtisie pulmonaire par le Dr F. Lalesque 1897.

soutenue par Laennec, était qualifiée de pieúse illusion! L'immortel auteur de l'auscultation avait cependant bien vu. Les statistiques les plus récentes confirment pleinement sa doctrine.

. Sur 1000 pécheurs, 108 succombent à la phtisie, tandis que cette mortalité s'élève à 167 sur les merciers, à 304 chez les peintres, à 371 chez les couteliers, à 435 chez les fabricants de limes, à 473 chez les potiers (Lindsay).

Cette immunité relative de la population marine est un fait d'observation sur le littoral atlantique. Mais encore y a-t-il lieu, pour bien comprendre cette immunité, d'établir une distinction marquée entre le pêcheur proprement dit et le marin qui voyage au long cours. Si tous deux' passent la journée en plein air, soumis aux mêmes vicissitudes atmosphériques du beau et du mauvais temps, par contre le pêcheur ne séjourne point la nuit dans l'air confiné et trop souvent contaminé des entreponts.

Pour la population maritime de la baie d'Arcachon, cette distinction capitale est démontrée par les faits. Les pêcheurs ne passent guère que la journée sur le bassin et, si par exception ils restent dehors la nuit, ce n'est point dans une cabine mal ventilée et agglomérée, mais simplement à l'abri des voiles disposées en forme de tentes au-dessus du bateau non ponté. De plus, l'action de ramer développe singulièrement leur puissance inspiratrice et donne à leurs poumons une activité fonctionnelle peu commune, de telle sorte qu'avec un terrain pulmonaire mal préparé à l'ensemencement bacillaire ils vivent dans une atmosphère pure. Eh bien! malgré ces heureuses conditions, j'ai vu de jeunes marins, indemnes de toute tare héréditaire ou acquise, partis robustes sur les navires de l'Etat, revenir atteints de tuberculose pulmonaire, quoique ayant, pendant leur temps de service, mené une vie moins rude que chez eux et bénéficié d'une alimentation souvent plus abondante et plus saine que dans leur famille toujours très pauvre.

Faute de n'avoir pas établi cette distinction, les auteurs ont formulé sur cette question des opinions diamétralement opposées, dont la contradiction même confirme notre manière de voir. Tandis que Laennec et Wiesdach affirmaient la fréquence moindre de la phtisie dans les lieux maritimes, Jonhson et Rochard soutenaient l'opinion contraire. Mais, alors que les deux premiers auteurs faisaient allusion aux populations maritimes, leurs contradicteurs avaient en vue les marins confinés dans les grands navires de guerre. Ainsi Wiesdach affirme que, dans l'espace de quatorze ans, aux bains de Nordeney sur la mer du Nord, il ne s'est présenté que quatre cas de tuberculose pulmonaire et encore sur des enfants de baigneurs. Jonhson qui étudie sur les marins de la flotte, tout comme Rochard, nous dit qu'en quatre ans la flotte de la Méditerranée donna 151 décès sur 452 morts.

Pour apprécier l'influence du climat marin sur la tuberculose pulmonaire, tout repose sur cette distinction, que la doctrine de la contagion éclaire d'un jour tout nouveau et tranche en faveur de l'immunité climatique et innée des populations marines, immunité pouvant se perdre par la création d'un milieu factice et contaminé — le grand navire — mais dont le climat ne saurait être rendu responsable. »

Cette démonstration est péremptoire. Elle fait ressortir le danger de contagion tuberculeuse inhérent à un logement de nuit contaminé. Si le jeune marin, malgré sa vigueur native, devient poitrinaire dans ces cabines mal ventilées et agglomérées des grands navires, c'est que ces cabines recèlent des germes de tuberculose. D'où je conclus que de fréquentes désinfections s'imposent sur les navires comme dans les casernes.

Je pourrais citer beaucoup d'autres lieux d'agglomération, où les périodiques désinfections donneraient d'excellents résultats, et certaines maisons des grandes villes, qui renferment toute une population de familles ouvrières, mériteraient à ce point de vue de fixer l'attention. Mais ici l'on peut se demander s'il n'y aurait pas au préalable une question juridique à examiner, pour savoir si l'on peut, sans violation de domicile, imposer à ces familles l'obligation de pratiquer ou de subir un nettoyage antiseptique.

Dans la plupart des cas il s'agit de locaux dépendant de l'Etat, des municipalités ou des grandes compagnies industrielles. L'Etat, dont la surveillance peut s'exercer sur tous ces locaux, est-il lui-même fidèle à s'acquitter de ses obligations. Ce qui vient de nous être signalé pour l'armée de terre et l'armée de mer ne nous invite guère à la croire : nous ne pensons pas qu'une grande amélioration ait été depuis réalisée. Voici par ailleurs une intéressante lettre que, dans le cours de l'année 1901, le Dr Emile Dubois, député de la Seine, président de la Commission d'Hygiène publique, adressait à M. le Président du Conseil, ministre de l'Intérieur.

« A la suite de tout ce qui a été dit sur la tuberculose, dans les Académies, dans les Chambres, dans la presse, dans les congrès, certaines mesures ont été prises, certaines recommandations ont été faites au public.

C'est là un commencement. Mais ne vous apparaît-il pas que l'Etat doive en cette matière, comme en toutes choses d'ailleurs, donner l'exemple?

Or j'ai la tristesse de constater que, parmi les locaux occupés par l'administration, ouverts au public, il en est qui ne contiennent pas le cube d'air prescrit par les règlements; d'autres dans lesquels le courant d'air est en permanence et distribue largement bronchites, pneumonies et pleurésies, avant-coureurs de la terrible maladie que nous voulons combattre par tous les moyens; d'autres enfin, quelquefois les mêmes dont je viens de parler, *qui sont de véritables foyers de contamination et d'infection.*

Quelques-uns, qui n'ont pas cessé d'abriter des tuberculeux en nombre toujours croissant, n'ont jamais été désinfectés.

Je viens vous demander, Monsieur le Président de bien vouloir ordonner une enquête sur le degré d'insalubrité des établissements de l'Etat. Il serait possible pendant les vacances, plus que pendant tout autre moment de l'année, de faire procéder par exemple et en attendant mieux à la désinfection des locaux, qui constituent un danger incessant pour les employés de l'administration et pour la population en général. »

On ne saurait trop féliciter le Dr Emile Dubois de sa très opportune démarche. C'est particulièrement et avec raison la tuberculose qu'il vise. C'est elle en effet qui sait le mieux conserver longtemps à ses victimes les apparences et presque tous les attributs de la santé, pour s'en faire, dans les centres d'agglomération, des auxiliaires redoutables de son insidieuse contagiosité. La même idée a d'ailleurs été exprimée par M. Juillerat, quand il a demandé la désinfection des « logis tuberculeux ».

Mais le médecin, dans son rôle social si honorable et après avoir constaté les dangereuses négligences commises par les administrations à l'égard de leurs modestes employés, en est-il réduit à formuler seulement de platoniques réclamations. Je ne le crois pas. Le médecin, dans certaines circonstances, peut élever la voix, signaler les lourdes fautes commises contre l'hygiène par les administrations à l'égard de leurs employés.

On mène avec ardeur la chasse aux bacilles, qui peuvent être contenus dans les crachats, et les instituteurs sont parfois invités à explipliquer en classe tous les dangers qui peuvent en résulter. Comme si les pauvres enfants n'avaient déjà un programme d'instruction ridiculement chargé et comme si la frayeur que l'on peut ainsi inspirer à des écoliers ne présentait aucun inconvénient! Avec un soin méticuleux, on établit des statistiques pour savoir combien de personnes, en passant à côté des crachoirs établis aux portes d'un établissement fréquenté par la foule, utilisent ce crachoir pour cracher dedans, combien crachent à côté, combien crachent par terre, combien crachent dans leurs mouchoirs. On devrait chercher aussi combien de gens envoient des dragées à la figure de leurs voisins, ce qui me paraît être la manière de cracher la plus dangereuse et la plus difficile à empêcher.

Pendant qu'on se livre à ces enfantillages scientifiques, il existe en diverses administrations, chemins de fer, police, etc., des salles de garde, où les lois de l'hygiène sont grossièrement violées, et j'ai eu l'occasion de délivrer le certificat suivant : « Je soussigné docteur-médecin... certifie que M. X., est, par suite d'une bronchite très grave, incapable de reprendre son service en ce moment, attendu que cette bronchite menace de dégénérer en bronchite tuberculeuse. Je certifie en outre que, s'il est vrai que dans la salle de garde les employés couchent les uns après les autres sur un lit de camp, dont les couvertures et les matelas ne sont changés et nettoyés que tous les deux mois, il y a là une faute très lourde contre des lois concernant l'hygiène, que personne n'ignore, surtout en considération de ce fait que, parmi ces hommes, il en est qui sont des phtisiques avérés. J'estime que dans ces conditions l'administration est responsable de la bronchite contractée dans le service par M. X... et des conséquences de cette bronchite. »

Inutile d'ajouter que la forme dubitative, employée dans ce certificat, avait été inspirée uniquement par la prudence ; les renseignements que j'avais recueillis étaient très précis et très affirmatifs, en ce qui concernait la coupable négligence, commise par une administration à l'égard de ses dévoués mais trop modestes fonctionnaires. L'employé en question présenta ce certificat à ses chefs et, après quelques hésitations, il obtint d'être mis à la retraite avec des conditions avantageuses que, selon toutes probabilités, il n'eût pas obtenues sans mon certificat.

APPAREILS ET MÉDICAMENTS

La thérapeutique aérienne antiseptique a pour base principale la désinfection antiseptique à dose clinique de la chambre à coucher du malade et, pour pratiquer cette désinfection, on peut recourir soit aux vaporisations, soit aux fumigations. On ne peut guère compter en effet sur les inhalations, dont le propre est d'exercer une action locale et momentanée sur les organes de la respiration.

Remarquons en outre qu'avec les vaporisations et les inhalations, l'action de la chaleur est fréquemment associée à l'action médicamenteuse. La thérapeutique devient ainsi plus complexe et peut suivant les cas présenter des avantages ou des inconvénients, dont je n'ai pas ici à m'occuper.

Dans ma pratique habituelle, je m'en tiens uniquement aux fumigations ; parce que je les trouve plus faciles à obtenir. Comme appareil, j'utilise la cuillère en fer que l'on remplit avec la mixture choisie et à laquelle on met le feu au moyen d'une allumette. On tient la cuillère par le manché, jusqu'à ce que la mixture soit entièrement consumée. Il est inutile pendant cette opération de s'approcher du malade ou de son lit : le parfum du remède se répand bientôt dans toute la chambre pour y exercer son action complexe sur l'atmosphère de cette chambre et sur les gens qui l'habitent.

Il importe que la combustion soit complète et, pour obtenir ce résultat, on peut prescrire de chauffer en-dessous la cuillère en fer, avec une bougie par exemple ; mais, depuis que j'emploie pour la confection des mixtures de l'alcool à 95°, cette précaution n'est guère indiquée que pour activer la flamme et abréger la durée de la fumigation.

La cuillère en fer me sert en même temps de mesure et l'on peut ainsi prescrire de brûler chaque jour ou chaque nuit une ou plusieurs cuillerées de mixture. Dans ma pratique habituelle et avec les mixtures dont je vais donner la formule, je me contente pour une chambre à coucher de petite ou de moyenne dimension de prescrire une seule cuillerée de fumigation, à faire le soir vers neuf ou dix heures, c'est-à-dire au moment où les portes et les fenêtres sont pour la nuit définitivement fermées.

Les mixtures dont je me sers se divisent en deux groupes :

1° Celles qui contiennent des remèdes journellement employés en thérapeutique et dont il m'arrive fréquemment de varier la composition. Voici deux spécimens de ces mixtures :

Je commence d'ordinaire par la mixture suivante :

Créosote de hêtre	10	grammes.
Essence d'eucalyptus	5	—
Formol	5	—
Alcool à 95°	150	—

Quand cette médication a produit un effet suffisant et qu'elle menace de devenir excessive, ce que l'on reconnaît à la sécheresse de la toux et à la difficulté de l'expectoration, je m'empresse d'en cesser l'usage ou du moins j'alterne son emploi avec celui d'autres substances médicamenteuses, ayant une action physiologique différente. Voici par exemple une autre mixture très convenable pour succéder à la première :

Acide lactique	10	grammes.
Acide acétique	5	—
Acide benzoïque	3	—
Alcool à 95°	150	—

L'action antiseptique, désinfectante, commencée par la première mixture sera sans interruption continuée par la seconde ; mais les propriétés balsamiques des premiers remèdes seront remplacés par l'action liquéfiante et la facilité d'expectoration que peuvent procurer les acides contenus dans la seconde mixture.

2° Dans le *Bulletin général de thérapeutique*, n° du 15 novembre 1906, j'ai publié un article intitulé, les Essences de Plantes en Fumigations, et dans cet article j'ai relaté des observations de malades, soignés au moyen de fumigations, pratiquées avec des mixtures nouvelles à base d'essences végétales, généralement peu usitées en pharmarcie

N'ayant pas cessé, depuis l'année 1906, d'expérimenter ces nouvelles mixtures avec une constante satisfaction, je me suis décidé à en

publier les formules. Elles sont en effet d'un parfum plus agréable,
d'une action en même temps plus douce et plus puissante que celles
qui représentent le premier groupe. Je leur dois mes plus remarquables
succès.

	Essence d'aunée..................	1 gr. 60
Mixture	Essence de genièvre..............	3 —
n° 1	Essence de mélisse...............	2 --
expectorante	Essence de sauge.................	1 —
	Alcool à 95° quantité suffisante pour 120 cent. cubes.	

	Essence d'eucalyptus..............	4 grammes.
Mixture	Essence de serpolet...............	2 —
n° 2	Essence d'hysope..................	2 —
balsamique	Essence de cubèbe.................	2 —
	Alcool à 95° quantité suffisante pour 120 cent. cubes.	

Ces deux premières mixtures sont exclusivement destinées à combattre les maladies de l'appareil respiratoire. J'ai l'habitude d'en
alterner l'emploi et je ne saurais dire laquelle des deux est la plus
active, la plus efficace :

	Essence de sauge.................	2 grammes.
Mixture	Essence de marjolaine............	2 —
n° 3	Essence de menthe................	2 —
sédative	Essence de reine des prés.........	0 gr. 40
anti-rhumatismales.	Alcool à 95° quantité suffisante pour 120 cent. cubes.	

Par l'emploi de cette dernière mixture, j'ai obtenu des succès très
remarquables et même étranges contre l'insomnie, les vieux reliquats
de rhumatisme articulaire, les névralgies et en particulier plusieurs
névralgies sciatiques anciennes, qui avaient résisté à diverses médications. Réservée dans le principe au traitement de l'insomnie, de la
douleur, et, fortuitement utilisée auprès de malades atteints de tuberculose pulmonaire, cette mixture a produit un excellent effet et se
trouve indiquée en alternance avec les deux premières dans le traitement des bronchites chroniques.

Il est d'ailleurs à remarquer que dans les maladies longues, par
exemple la phtisie, la coqueluche, la broncho-pneumonie, il est opportun, pour éviter l'assuétude, de ne pas se servir trop longtemps de
la même mixture. Voilà pourquoi j'ai été amené à en formuler plusieurs.

Mais il est une légende qui n'est scientifiquement pas admissible, qui
se perpétue cependant dans le monde médical et se transmet d'une

façon incompréhensible, contre laquelle plusieurs fois mais en vain j'ai formulé mes protestations et qu'il importe une fois pour toute d'exécuter et de faire disparaître. On prétend que les drogues ne peuvent par les bronches pénétrer jusque dans l'intimité de notre organisme. Récemment encore, sous la plume d'une notabilité du monde médital, il m'a été donné de lire « qu'il est fort difficile de faire pénétrer de l'air ou des vapeurs, chargés de principes actifs, jusque dans les alvéoles pulmonaires et que les appareils utilisés dans ce but n'ont pas donné la satisfaction désirée. »

Evidemment l'auteur de cette phrase n'en a pas avec attention mesuré les termes. Je me contenterai de lui objecter l'introduction de l'oxygène dans l'organisme par la respiration, la santé et la force rendues dans certains cas par l'air pur des montagnes, par l'air marin, par l'air balsamique des forêts de pin ; les intoxications produites par les émanations de gaz délétères ; l'anesthésie générale et presque foudroyante par la respiration de l'éther et du chloroforme. Quant aux appareils si difficiles à choisir, il est vrai que j'en ai essayé plusieurs avant d'être satisfait. Mais aujourd'hui et depuis plusieurs années, que je me sers de la simple cuillère en fer, je n'éprouve avec elle ni difficulté, ni ennui.

Pour ce qui concerne les fumigations, on a formulé une objection toute spéciale. On a prétendu que les médicaments étaient détruits. brûlés, réduits uniquement en carbures absolument inertes et incapables de pénétrer dans les alvéoles pulmonaires. C'est une grave erreur. Il se produit des carbures, je n'en disconviens pas, et ces carbures sont extrêmement abondantes avec l'essence de térébentine, à peu près invisibles avec les substances que j'emploie aujourd'hui ; mais en même temps les fumigations développent dans la chambre du malade l'odeur spéciale des médicaments employés, odeur subtile, pénétrante et véritablement active.

En réalité, les produits de ces vaporisations ou fumigations peuvent très bien, comme les bacilles de Koch, être comparés à des millions et des milliards de poussières extraordinairement fines, invisibles et répandues à profusion dans la chambre du malade. Nous avons donc obtenu une armée d'êtres médicamenteux infiniment petits qui vont, dans le milieu aérien de cette chambre, entrer en lutte avec l'armée des microbes pathogènes. Jouissant de la même ténuité, de la même subtilité, de la même insidieuse pénétrabilité, ces particules médicamenteuses seront véritablement redoutables à leurs adversaires, qu'elles pourront en même temps traquer de toutes parts et poursuivre jusque dans leurs plus profonds et obscurs repaires. Alors se livre, quoique silencieux et invisible, un grand et terrible combat, légions innombrables contre innombrables légions, entre les agents de la pestilence et les agents de l'antisepsie, saisissante image de la lutte qui, depuis l'origine des temps, se livre sans cesse dans le domaine moral, entre le beau et le laid, entre le vrai et le faux, entre le bien et le mal, au moyen de l'opposition, de l'entrecroisement et du choc des idées.

On peut, au moyen de vaporisations ou fumigations, obtenir une action physiologique beaucoup plus puissante que par l'ingestion stomacale. J'ai vu une malade parvenue à la période des cavernes et, d'abord soulagée par des vaporisations à l'essence de térébenthine, en arriver à une dyspnée extrêmement pénible. Toute la poitrine lui faisait mal, elle avait une toux sèche et douloureuse et ne pouvait expectorer le moindre crachat. En l'auscultant je percevais un bruit étrange. Il semblait que l'air, en pénétrant dans de vastes cellules, constituées chez la pauvre malade par les cavernes qui trouaient ses poumons, avait de la peine et mettait un certain temps à en écarter l'une de l'autre les deux parois opposées et agglutinées ensemble. J'abandonnai donc l'essence de térébenthine et recourus à un autre antiseptique n'appartenant pas au groupe balsamique. La malade fut aussitôt soulagée. C'est ce qui explique l'indication, qui suivant moi s'impose, de ne pas trop longtemps employer les mêmes remèdes en vaporisations ou fumigations.

On devra même être très circonspect dans l'emploi des substances toxiques en fumigations ou vaporisations et je ne veux plus en utiliser aucune sous cette forme d'administration depuis que, il y a une dizaine d'années, des accidents graves d'intoxication se sont manifestés chez mes clients, d'abord à la suite de fumigations à base de bromoforme, puis à la suite de fumigations à base d'acide phénique. En ce dernier cas, l'urine diminua de quantité et présenta un dépôt noirâtre, prouvant que l'acide phénique avait été absorbé même à dose exagérée et toxique. On devra, avec ce procédé d'ingestion médicamenteuse, être d'autant plus prudent que l'on ne sera pas averti du danger d'intoxication par la révolte prémonitoire du système digestif.

MALADIES DIVERSES

———

Le but principal de ce travail est de faire ressortir les immenses services que la Thérapeutique aérienne antiseptique peut rendre dans le traitement de la tuberculose pulmónaire. Mais, pour atteindre ce but, il n'est pas inutile de faire une excursion en dehors de cette application toute spéciale et de montrer par des exemples l'action puissante, dont le médecin peut disposer contre diverses maladies, en utilisant les vaporisations ou fumigations antiseptiques. Je vais à cet effet reproduire ici un certain nombre d'observations que j'ai déjà publiées.

Il est facile de comprendre que toutes les affections des voies respiratoires sont justiciables de ce genre de médication, surtout quant il s'agit de personnes, dont le système digestif est peu tolérant ou qui sont indociles pour accepter les remèdes. Cette condition se présente fréquemment chez les enfants, particulièrement dans la coqueluche et les bronchites graves. Je vais en donner des exemples.

Mais il est un autre ordre de faits cliniques. Nous allons constater que les poumons sont véritablement doués d'un pouvoir d'absorption médicamenteuse trop rarement utilisé et que les remèdes, introduits par cette voie dans l'organisme, peuvent modifier l'état nerveux du malade et même son économie tout entière.

Ces premières observations, que je vais fournir et qui concernent des maladies autres que la tuberculose pulmonaire, se divisent en deux groupes : 1° Celles que j'ai recueillies, il y a plusieurs années, avec des malades soignés au moyen de mixtures ayant pour base l'acide phénique et l'acide salicylique, médicaments dont je n'ose plus aujourd'hui faire usage en fumigations. 2° Celles que j'ai recueillies, depuis l'année 1906, avec des malades soignés au moyen des mixtures à base d'essences végétales, dont j'ai ci-dessus donné les trois formules,

1° **Mixtures phénico-salicylées**.

J'emprunte le passage suivant à une communication que j'ai faite le 3 avril 1902 à la Société de Médecine du Mans.

Entre autres drogues, j'avais employé contre la diphtérie, sous forme de vaporisations ou fumigations, une solution antiseptique dont le Dr Renou a donné la formule.

Acide phénique..............	280	grammes.
Acide salicylique...........	56	—
Acide benzoïque.............	112	—
Alcool......................	468	—

Je remarquais alors que mes petits malades ne tardaient pas à devenir plus calmes. Les parents étaient en outre unanimes pour me dire que leurs autres enfants et eux-mêmes, couchés dans la même chambre, dormaient d'un sommeil plus profond que d'habitude.

J'essayai donc ce moyen thérapeutique pour obtenir un effet sédatif chez des malades non atteints de diphtérie et je ne tardai pas à recueillir plusieurs observations, à mon avis très curieuses, que je publiai au mois de septembre 1885, dans le *Bulletin général de Thérapeutique*, avec mes *Essais d'Antisepsie médicale*.

1° C'était une jeune femme atteinte de fièvre typhoïde, dont le sommeil était troublé par les plus pénibles, les plus effrayants cauchemars. On brûle dans sa chambre quelques cuillerées de la solution ci-dessus formulée et, à partir de ce moment jusqu'à la guérison, la malade jouit d'un sommeil calme et réparateur.

2° Un petit garçon de 9 ans, après plusieurs rechutes de rhumatisme articulaire aigu, ne pouvait plus supporter aucun remède ingéré par le système digestif. Il était au dernier point amaigri anémié, ne dormait plus et m'inspirait les plus graves inquiétudes. Je recours alors aux fumigations, dans l'unique espoir de lui procurer quelque sédation. Il ne tarde pas à s'endormir. Les douleurs du rhumatisme s'apaisent, la fièvre disparaît, l'appétit renaît et, en quelques jours, la guérison complète est obtenue sans aucune autre médication.

Fait très remarquable, j'ai depuis lors essayé quatre fois les fumigations phéniquo-salicylées dans le rhumatisme articulaire aigu fébrile Trois fois la guérison a été obtenue sans retard, comme si j'avais administré à l'intérieur de l'acide salicylique ou mieux de salicylate de soude. Dans le quatrième cas, la guérison a été obtenue également, mais trop lentement pour qu'on pût en tirer une conclusion favorable.

3° Une jeune poitrinaire était complètement empêchée de dormir par des palpitations cardiaques. Après emploi des fumigations, elle me disait : « Je n'aime pas cette odeur répandue dans ma chambre, mais au moins je repose un peu sans pouvoir m'endormir tout à fait et sans cesser de ressentir les palpitations. Les nuits sont pour moi beaucoup moins longues et moins pénibles à passer. »

4° Chez un ataxique, j'obtenais également des sédations de la douleur et des améliorations momentanées, trop longues à exposer ici en détail.

Voilà mon premier groupe d'observations. Après avoir pendant plusieurs années abandonné ce genre de médication, qui ne plaisait pas toujours à la clientèle, parce que je me croyais alors obligé de la compliquer d'appareils défectueux et désagréables, je me hasarde à la reprendre en 1899 et je recueille une nouvelle série de très encourageantes observations, dont voici le résumé :

1° Je suis appelé, le 2 mai 1899, auprès d'une femme âgée de 53 ans et atteinte de bronchite emphysémateuse très intense, dont elle souffre pour la première fois depuis quelques jours. Incidemment elle me raconte que, depuis la naissance de son premier garçon, qu'elle a perdu et qui aurait aujourd'hui dix-huit ans, elle est privée de sommeil, au point de ne jamais dormir deux heures dans une nuit. C'est encore pis depuis la mort de son mari, qui a été tué par accident sur un chantier, le 9 février 1899, c'est-à-dire il y a bientôt trois mois. Je lui prescris de brûler chaque nuit une ou deux cuillerées de la préparation suivante, qui, moins coûteuse, remplacera désormais la solution antiseptique du D\u1D63 Renou :

Acide phénique............	50 grammes
Acide salicylique...........	20 —
Alcool....................	150 —

Dès les premières nuits, la pauvre femme recommence à dormir quelques heures. Bientôt la durée du sommeil augmente et, après un mois et demi environ de ce traitement parfois interrompu, elle est complètement guérie de sa vieille insomnie, n'ayant pas en totalité dépensé deux cents grammes de la préparation.

2° Une jeune fille de 18 ans, après une entérite grave, ne pouvait dormir. Elle recouvre le sommeil après une ou deux fumigations.

3° Une femme de 56 ans, vers la fin d'une pneumonie du sommet, souffrait beaucoup de l'insomnie. Je lui conseillai les fumigations et, quelques jours après, étant en convalescence, elle me disait dans son langage de paysanne : « Je n'ose plus me servir de ce remède. C'est que cela me taupe très fort. Aussitôt que c'est fini de brûler, paff ! me voilà endormie ! »

4° Une autre femme de 49 ans me dit après l'emploi du même remède : « Vous vous chargez de faire dormir les-gens. Je ne prends pas toujours le temps de faire votre remède. Quand je le fais brûler le soir, je dors très bien. Quand je ne le fais pas brûler, je ne dors pas du tout, comme auparavant. »

5° Je dois relater ici un échec des fumigations phéniquo-salicylées sur un enfant de dix mois, à qui d'ailleurs par aucun moyen je n'ai pu réussir à procurer le sommeil.

6° Le 13 juin 1891, je suis consulté par une femme dont le mari âgé de 41 ans a été, il y a deux ans environ et pendant deux mois, atteint de troubles cérébraux très marqués par suite de difficultés d'argent. Depuis ce temps le sommeil de cet homme, très insuffisant comme durée, est en outre troublé par de continuels cauchemars. Elle-même ne dort pas bien depuis la même époque. Je conseille de faire chaque soir une fumigation. Le 26 juin, je revois cette femme. Elle me dit que son mari dort très bien quand il passe la nuit chez elle, parce qu'elle fait les fumigations prescrites. Toutes les deux nuits, il est contraint d'aller se coucher ailleurs et alors il est comme auparavant privé de sommeil. Quant à elle-même, elle a recommencé à très bien dormir.

7° J'arrive par les mêmes fumigations à rendre le sommeil et donner un peu de calme à une domestique de 36 ans, très alcoolique et atteinte d'atrophie hépatique.

8° Une dame de 33 ans souffrait cruellement d'un tic douloureux dans le côté droit de la figure. Les fumigations l'ont soulagée momentanément ; mais je n'ai pas pu avoir des renseignements précis sur la suite du traitement ni sur son résultat définitif.

2° Mixtures à base d'essences végétales.

Ce nouveau groupe d'observations concerne généralement des malades atteints d'affections pulmonaires. Nous remarquerons toutefois la deuxième et la sixième observation, dans lesquelles il s'agit de rhumatisme et de névralgie. Au moyen de certaines essences de plantes, j'ai obtenu une mixture, qui me paraît posséder les mêmes vertus sédatives antirhumatismales que la mixture phéniquo-salyclée, à laquelle j'ai cru devoir renoncer.

OBSERVATION I.

Entérite et Coqueluche.

On m'appelle le 12 août 1906, auprès d'un enfant placé en nourrice. Je l'avais soigné quelques jours auparavant pour des troubles digestifs et il en était repris.

19 août. — A sa diarrhée qui persiste s'est jointe une toux d'abord insignifiante et permettant aujourd'hui de diagnostiquer la coqueluche. Le pauvre petit n'a pu dormir un instant la nuit dernière. Il fait pitié à voir, tant il est souffrant et affaibli. Je prescris des fumigations avec l'une des mixtures à base d'essences végétales.

21 août. — L'enfant n'a eu pendant chacune des deux dernières nuits que neuf quintes de toux peu violentes, qui lui ont permis de se reposer. L'entérite s'est un peu amendée.

28 août. — La coqueluche a repris sa violence et les troubles digestifs se sont de nouveau aggravés. L'enfant semble épuisé. Me souvenant alors des excellents effets, que j'avais, avant la découverte du sérum antidiphtérique, obtenus par du café en vaporisations, je prescris d'en effectuer des fumigations à doses assez fortes dans la chambre à coucher du petit malade. On obtient assez difficilement ces fumigations au moyen d'essence de café Trablit, que l'on mélange à de l'alcool et que l'on brûle dans une cuillère en fer. Disons tout de suite que j'ai très rarement recours aux fumigations de café, dans lesquelles cependant j'ai grande confiance, parce que je ne connais pas de moyen pratique et commode de les obtenir.

29 août. — Cinq quintes seulement la nuit dernière. Etat général meilleur.

30 août. — Même état. On abandonne les fumigations de café.

1er septembre. — Pendant chacune des deux dernières nuits, il s'est produit neuf à dix quintes violentes. On va reprendre le café en fumigations.

4 septembre. — Quatre ou cinq quintes de toux par nuit. La diarrhée persiste.

8 septembre. — L'enfant affaibli manifeste sans cesse le besoin de prendre de la nourriture et la nourrice intelligente, dévouée mais exténuée de fatigue, a cherché à le nourrir en lui donnant du bouillon de viande, qui a provoqué une très abondante diarrhée. D'autre part la coqueluche a repris quelque intensité et les fumigations de café ne semblent plus avoir sur elle beaucoup d'action. Je recommande de les remplacer par des fumigations avec des mixtures à base d'essences végétales.

11 septembre. — Six quintes de toux assez violentes se sont produites la nuit dernière. L'intestin va mieux. On va de nouveau reprendre les fumigations de café.

14 septembre. — Trois quintes de toux seulement la nuit dernière. L'amélioration continue par ailleurs.

L'enfant va de mieux en mieux. Je la visite pour la dernière fois le 15 septembre, mais j'en ai de bonnes nouvelles le 5 février 1907.

En résumé j'ai dû pendant plus d'un mois lutter simultanément contre la diarrhée infantile et contre la coqueluche. Sans doute contre cette dernière maladie les fumigations à base de café m'ont paru dans ce cas exercer une action plus efficace, plus puissante que les fumigations avec les mixtures à base d'essences végétales. Cependant depuis cette époque j'ai soigné plusieurs enfants atteints de coqueluche par l'emploi exclusif de ces dernières mixtures et j'en ai obtenu un très heureux résultat. Je faisais d'ailleurs attention à ne pas trop longtemps employer la même mixture en fumigations.

OBSERVATION II.

Reliquat de rhumatisme (1).

Il s'agit d'une femme de 42 ans. Atteinte à 36 ans, après la naissance de sa fille, d'un rhumatisme articulaire aigu qui la maintint pendant trois mois sur le lit, elle en a conservé aux deux pieds et à la main droite des douleurs qui l'empêchent de supporter la moindre fatigue. Elle a perdu son mari, il y a trois ans, et, cherchant à travailler pour subvenir à ses besoins et aux besoins de son enfant, elle a vu son mal

---

(1) Observation publiée le 15 novembre 1906 dans le *Bulletin général de Thérapeutique.*

s'aggraver. Ses pieds enflent et deviennent très douloureux, surtout du côté droit, quand elle a besoin de marcher ou de se tenir debout. D'une façon permanente, l'articulation radio-carpienne droite présente un gonflement et des nodosités qui provoquent de vives douleurs à l'occasion du moindre travail. La pauvre femme a été obligée de quitter plusieurs maisons, où elle avait cherché à se placer comme domestique.

5 septembre 1906. — Elle vient me consulter au moment où elle va entreprendre de remplacer une domestique, dont l'absence va durer environ trois semaines. Il est entendu que l'on compte sur elle pour garder la maison, mais non pour faire le travail. Je lui prescris de brûler chaque soir dans sa chambre à coucher une cuillerée de la mixture sédative anti-rhumatismale.

14 septembre. — Les fumigations ont provoqué chaque nuit une très abondante sudation qui semble exonératrice. Le gonflement et les douleurs ont considérablement diminué. Le travail, qui est du reste très modéré, peut se faire sans souffrances.

20 septembre. — La sudation a cessé de se produire du moins en grande abondance. Les pieds semblent complètement guéris. Il reste au poignet un gonflement relativement minime et une légère douleur provoquée par certains mouvements.

26 septembre. — L'état du poignet s'améliore tous les jours. On peut considérer la malade comme guérie.

5 juin 1910. — Aucune rechute ne s'est produite. Cette femme qui avait souffert pendant sept années au point d'en être presque impotente, a pu reprendre le travail de son petit ménage. Malgré ma défense, elle s'est mise à laver son linge à l'eau froide et n'en a pas souffert. Quelques nuits de fumigations l'ont débarrassée, d'une façon qui semble définitive, de douleurs et de lésions rhumatismales qui semblaient de nature très tenace et passées à l'état chronique.

OBSERVATION III.

Coqueluche.

Un petit garçon était atteint de coqueluche et son père m'écrivait, à la date du 6 avril 1908, une lettre que je résume ainsi : « Pierre souffrait depuis longtemps d'une coqueluche que rien ne pouvait calmer. Une nuit entre autres, il toussa sans repos jusqu'à trois heures

du matin, ayant même des quintes très violentes. Je me décidai alors
à faire une fumigation avec votre mixture expectorante. Presque
aussitôt la toux s'arrêta et l'enfant s'endormit jusqu'au jour d'un
sommeil calme et réparateur.

Le lendemain, à dix heures du soir, l'enfant ne pouvant dormir,
fumigation. Arrêt presque immédiat de la toux, repos et sommeil
jusqu'au lendemain.

Durant la nuit du surlendemain, fumigation provoquée par la
même cause et suivie du même résultat.

Aventure identique la nuit suivante.

Bref cette coqueluche semble avoir disparu et a été calmée, dissi-
pée en quelque sorte à chaque reprise de ses quintes par les fumigations. Pierre trouvait même très amusante cette médication agréa-
blement parfumée. Il en aurait voulu tout le temps. »

OBSERVATION IV.

Bronchite de nature indéterminée.

Mon regretté et excellent ami, le Dr Rabjeau, qui a longtemps
exercé la médecine à Ingrandes-sur-Loire, m'écrivait en style fami-
lier le 14 juin 1908 : « Je t'ai raconté dans ma dernière lettre que
nous avions à la maison la fille d'une amie de Mme Rabjeau. Cette
enfant, âgée de neuf ans, présentait jour et nuit des quintes de toux
coqueluchoïde d'une fréquence et d'une intensité très grande. On en-
tendait dans toute sa poitrine en avant et en arrière des râles sibilants
et ronflants. En raison des troubles gastriques, j'avais du cesser
toute médication. C'est alors que j'ai essayé sur cette enfant tes mixtures (expectorante et balsamique). Le résultat a été foudroyant. Le
mot n'est pas trop fort. La toux qui n'avait pas cédé depuis plus d'un
mois s'arrêta net; les râles disparurent ; l'appétit revint ; le poids
augmenta depuis cette époque de plus d'un kilo. »

OBSERVATION V.

Rougeole.

J'étais récemment appelé auprès d'un petit garçon atteint de rougeole avec bronchite intense avoisinant la broncho-pneumonie. Je re-

commandais de brûler le soir dans la chambre à coucher une cuillerée de la mixture expectorante. Le lendemain je rencontrai la mère qui me dit : « Votre fumigation nous a fait du bien à tous. Le petit malade est beaucoup mieux. Sa sœur, qui précédemment atteinte de rougeole avait la voix presque éteinte, recommence aujourd'hui à parler et moi, qui toussait beaucoup d'habitude, je n'ai cette nuit presque pas toussé.

OBSERVATION VI.

Douleurs névralgiques.

J'ai soigné pendant tout l'automne et l'hiver derniers une demoiselle de 34 ans pour des douleurs névralgiques de l'épaule, qui semblent avoir disparu avec le retour de la saison chaude. Pendant longtemps une ou deux nuits de fumigations avec la mixture sédative antirhumatismale suffisaient à faire disparaître ces douleurs. A la fin de l'hiver, malgré diverses médications telles que quinine, pyramidon, exalgine, révulsifs, les douleurs devenaient persistantes. Cependant tous les soirs une cuillerée de fumigations parvenait à calmer momentanément la malade et lui procurait du sommeil.

OBSERVATION VII.

Inocuité des fumigations.

Un mois après un accouchement, dont elle ne s'était pas franchement remise, une jeune femme est tout à coup prise d'une douleur thoracique droite très violente qui menace de l'étouffer et s'accompagne d'une température à 40°. Une application de quatre sangsues lui procure un sensible soulagement, mais n'empêche pas la respiration d'être extrêmement rapide. Le tout s'accompagne d'un encombrement intestinal qui me paraît être la principale cause de la maladie et que je me mets en devoir de combattre. En somme, tel est l'état de la malade que pendant deux ou trois jours je crains pour elle une bronchite infectieuse ou même une phtisie galopante. Cependant les fumigations pratiquées avec la mixture expectorante succèdent aux sangsues et sont accompagnées de diverses médications que je ne m'attarderai pas à détailler. Très rapidement le mal s'apaise et c'est aux fumigations que la malade attribue surtout sa guérison. Ce fait clinique ne mériterait guère de figurer en observation à cause du diagnostic incertain, si l'enfant âgée seulement d'un mois n'avait pas séjourné dans la même chambre que sa mère et n'avait pas elle aussi subi les fumigations sans en être le moindrement incommodé.

Il est en effet rare qu'une médication soit en même temps active et inoffensive ; mais, entendons-nous, je ne parle que des fumigations pratiquées avec les mixtures, dont j'ai donné ci-dessus les formules et particulièrement des trois dernières à base d'essences végétales. Que l'on ne s'avise pas, je le répète, d'employer, sans exercer une grande surveillance, des fumigations avec des mixtures contenant des substances manifestement toxiques.

LA PHTISIE

Pour bien saisir et bien comprendre les indications à suivre dans le traitement de la tuberculose pulmonaire, il faut avoir bien présentes à l'esprit les notions qui concernent la pathogénie toute spéciale de cette redoutable maladie.

Sans doute le bacille de Kock est l'agent nécessaire, indispensable, sans lequel nos tissus ne sauraient être envahis par la tuberculisation. Mais, si la contamination microbienne suffisait pour faire éclore la phtisie, il semble que pas un être humain ne pourrait lui échapper et que le globe terrestre ne tarderait pas à devenir un immense désert. Il est en effet peu de régions, où ne foisonnent les tuberculeux, semant dans leur entourage leurs dangereux bacilles, et je ne pense pas que beaucoup d'hommes puissent se vanter d'avoir toujours évité leur contact.

Ici, plus que pour toute autre maladie contagieuse ou épidémique, l'état de réceptivité est requis pour que le contact avec le microbe pathogène devienne dangereux et cet état de réceptivité est caractérisé par la misère physiologique, par la déchéance vitale. Ce fléau social tombe de ce fait, en ce qui concerne les mesures prophylactiques à prendre contre sa propagation, sous la dépendance de causes innombrables dans le monde matériel et dans le monde moral, sous la dépendance de causes individuelles et de causes nationales. Tous les éléments de notre existence sont solidaires les uns des autres et, sans m'écarter de mon rôle médical, je pourrais démontrer la raison, l'opportunité, la nécessité du patriotisme.

Comment expliquer que, malgré les progrès de la science, la tuberculose augmente ses ravages en France ? Cette constatation est d'autant plus significative que dans d'autres pays, l'Angleterre et l'Allemagne en particulier, la diminution de la tuberculose est manifeste. Cela ne tiendrait-il pas à ce que l'Allemagne et l'Angleterre sont des nations favorisées en ce moment par leur croissante prospérité, par les victoires de leurs armées, par des gouvernements soucieux des intérêts nationaux, par le respect des traditions, par l'obéissance aux lois et aux réglements. En France, au contraire, le pays est épuisé, démoralisé, énervé par l'exagération des impôts et du fonctionnarisme, par les concussions et les dilapidations, par les dissensions politiques et religieuses, par les continuels dénis de justice.

Nous étions, il y a cinquante ans, le peuple le plus sobre de l'Europe, celui qui était le plus renommé pour sa délicate et distinguée galanterie. Nous sommes aujourd'hui la nation qui consomme le plus d'alcool et l'immortalité, la hideuse pornographie s'étale sur les murs de nos villes, à la devanture de nos marchands de journaux, en dessins plus grossiers, plus stupides encore que malpropres ou injurieux. Il semble que nous soyons en train de perdre l'amour et le goût du beau au physique et au moral, pour lesquels naguère nous jouissions d'une mondiale réputation.

Le paupérisme s'étend sur la France comme une teigne immonde, le paupérisme à la fois ladre et dépensier, le paupérisme assimilable à celui de ces ménages où le vice procrée la misère et où la faim alterne avec les dégoutantes orgies, le paupérisme qui s'associe chez nous à la valse effrénée des millions corrupteurs, aux plus coupables, aux plus dangereuses parcimonies.

La vie matérielle devient de plus en plus difficile et, pour ne parler que des ouvriers, qui sont loin d'être les seuls à souffrir de ce lamentable état de chose, l'augmentation de leurs salaires, obtenue trop souvent au moyen de grèves qui nuisent à l'intérêt général de la nation et à leurs propres intérêts, est sans cesse annihilée par la parallèle et effrayante augmentation des impôts. Je lisais récemment que les frais matériels de l'existence avaient chez nous augmenté d'un tiers depuis dix ans!

La vie morale devient plus pénible encore : elle exige de l'héroïsme. Pour conserver sa fière indépendance, sa liberté de penser et de parler suivant ses convictions et sa conscience, il ne faut pas craindre de compromettre ses propres intéréts et ceux de sa famille. Un marasme général est engendré par toutes les difficultés, toutes les précautions qui s'imposent aux amicales relations, même entre proches parents. Les caractères se faussent, les échines s'assouplissent, les vigueurs s'atrophient, les vertus s'étiolent. Aux loyales controverses, aux ardentes

luttes, on s'avilit à préférer les honteuses délations, les sournoises ven-
geances. Or, pour apprécier la vigueur d'un individu, son degré d'endu-
rance, il faut tenir compte de sa force morale comme de sa force physique.

Dans ces conditions que peuvent faire les progrès de la science? Certainement pas grand chose et la preuve en est que notre population diminue au lieu de s'accroître d'une façon normale. D'années en années nos médecins militaires constatent que les jeunes gens, se présentant au conseil de révision, sont en général moins que leurs aînés grands, étoffés, vigoureux. D'autre part, la proportion des jeunes mères, qui veulent ou peuvent nourrir leurs enfants au sein, diminue avec rapidité et déjà, on peut l'affirmer, elle est loin d'atteindre la moitié du nombre total. On pourrait même prétendre que plus la science médicale se perfectionnera, plus on arrivera à pousser jusqu'à l'âge adulte, jusqu'à la paternité ou la maternité, des individus chétifs dont la procréation sera défectueuse. En définitive l'avenir physique et morale d'une race dans l'avenir ne dépend pas de la science, il est plutôt subordonné à sa moralité.

Tant que l'on ne sera pas attaqué d'une façon sérieuse et effective aux multiples conditions de notre existence nationale, qui engendrent de si lamentables résultats, on n'aura donc engagé, contre la propagation de la tuberculose en France, qu'une lutte à mon avis ridiculement puérile, plus apparente et tapageuse que réelle et efficace. La chasse aux microbes par les plus rationnels procédés, par les plus savantes minuties, n'empêchera pas la tuberculose de multiplier sans cesse le nombre de ses victimes.

Or j'affirme que le même principe est applicable au traitement curatif de la tuberculose pulmonaire. C'est bien le cas de répéter le proverbe : *Sublatâ causâ, tollitur effectus.* Suivant que l'on parvient ou que l'on ne réussit pas à relever l'organisme d'un poitrinaire de sa déchéance vitale, de sa misère physiologique, on a ou bien l'on n'a pas pour lui des chances de guérison. Le médecin devra donc dans le traitement de la phtisie se préoccuper avant tout de l'état général des forces chez son malade. On remarquera du reste que l'amélioration des symptômes, révélés par l'examen thoracique, est presque toujours précédée par une amélioration de la santé générale : le malade mange mieux, la fièvre a cessé, les sueurs nocturnes ont disparu, tout au moins elles ont diminué, le sommeil est plus calme, le poitrinaire a repris quelque entrain, quelque gaieté, il éprouve une sensation de bien-être qui lui était depuis plus ou moins longtemps inconnue.

Sans doute, lorsque les lésions pulmonaires sont très étendues et surtout lorsque les poumons sont creusés de cavernes, la guérison devient de ce fait même très difficile, le plus souvent impossible. Du reste ces phtisies, avancées au point de vue des lésions anatomiques, sont généralement accompagnées d'un épuisement général de l'organisme et, du moment que la guérison ne peut plus être obtenue, elles ne sauraient fixer longtemps l'attention du thérapeute.

Depuis un certain nombre d'années, beaucoup de médecins comprennent que, dans une maladie de longue durée comme la phtisie, l'estomac ne peut pas suffire à l'ingestion continuelle des drogues pharmaceutiques le plus souvent indigèstes. Ils s'appliquent donc à baser leur médication sur la simple hygiène. On établit le menu de chaque repas avec un soin méticuleux; on choisit parmi les substances alimentaires celles qui peuvent contenir des principes opposés au développement des bacilles; on conseille aux poitrinaires des promenades dans les forêts de pins; on leur prescrit des bains de soleil, des séjours dans les montagnes ou bien la fréquentation de certaines plages. Certes on peut affirmer que ces moyens purement diététiques ont donné des résultats moins lamentables que l'ancienne méthode de polypharmacie à outrance.

La thérapeutique aérienne antiseptique n'est pas en opposition avec ces modes de médication. Il est toutefois une méthode de traitement, l'aération continue, qui consiste à maintenir le poitrinaire pendant la nuit comme en plein air, en ouvrant les fenêtres des a chambre à coucher. et que je ne puis à aucun point de vue accepter. Pratiquement la fenêtre ouverte est un obstacle à l'emploi des fumigations dont elle neutralise l'effet. Théoriquement, plus j'avance dans ma carrière, plus j'arrive à me convaincre que le phtisique est autant que les autres malades douloureusement sensible au froid, qu'il a besoin comme eux d'être chaudement douilleté la nuit dans sa chambre à coucher bien close. Dans les observations qùi vont suivre, je relaterai plusieurs rechutes chez des poitrinaires, qui n'avaient pas pris contre le froid de suffisantes précautions.

Il est bien entendu que pendant le jour, alors qu'il n'est pas facile de maintenir la chambre du malade fermée en vue des fumigations, je conseille d'y renouveler l'air pár tous les moyens, que les circonstances et la température peuvent faciliter. Quand il fait durant les nuits d'été une chaleur vraiment excessive et fatigante, je puis même autoriser parfois l'interruption de ces fumigations, afin de procurer

aux malades, en ouvrant la fenêtre, l'avantage d'une agréable et salutaire fraîcheur. Dans les circonstances ordinaires, je n'admets pas que
mes bronchitiques, à quelque catégorie qu'ils appartiennent, soient
exposés sans protection pendant la nuit à l'humide fraîcheur du dehors.

Cette aération continue ne semble plus répondre aux théories microbiennes actuellement régnantes : « La cure d'air pur, écrit le
Dr Saunal (1), ne peut être que profitable à tout le monde. Mais je dis
que la cure d'air chez le tuberculeux n'agit que sur l'état général et
que, loin d'être un spécifique ou un agent anti-bacillaire, l'air pur
favorise l'évolution du bacille. Le bacille de Koch ne fait-il pas partie des espèces microbiennes aérobies? L'aération ne m'a paru avoir
une action réelle et tangible que contre les microbes associés aux bacilles, en particulier contre le microbe de la suppuration, le staphy-
locoque. La fièvre secondaire ou fièvre de suppuration et les sueurs
profuses, qui lui font souvent cortège, disparaissent très vite à l'altitude
dont l'atmosphère idéalement pure constitue un milieu aseptique presque parfait. La fièvre primitive ou fièvre de tuberculisation ne cède
que devant un repos absolu et prolongé au lit et une alimentation
intensive, telle que la suralimentation de Debove...

J'ai pourvu toutes les fenêtres de mon sanatorium d'un appareil
qui me permet de graduer les ouvertures et l'entrée de l'air extérieur. Je donne très peu d'air au tuberculeux fébricitant, à celui no-
tamment dont la fièvre est bien primitive, bacillaire, et témoigne d'une
activité, d'une virulence plus ou moins grande de l'agent infectieux. »

Combien la science est instable! Tantôt surgissent de nouvelles et
séduisantes théories qui disparaissent avec la rapidité de brillants
météores. Tantôt un chercheur passionné croit saisir la solution d'un
important problème et bientôt, il doit le reconnaitre lui-même, ce
n'est qu'un fallacieux mirage dont il ne peut atteindre la réalité. Tantôt la vérité scientifique semble se révéler à l'homme dans l'absolue
pureté de son immuable forme; mais bientôt, de transformations en
transformations, le tableau s'altère, se modifie et change au point de
faire plus ou moins oublier la primitive apparition.

Je n'ai donc pas recours la nuit à l'air du dehors, généralement
froid et humide, dont l'asepsie supposée est loin d'être constante,
certaine; j'entoure le malade, dans sa chambre à coucher bien close,

<hr>

(1) Essai sur l'évolution et la thérapeutique de certaines tuberculoses par le
Dr Saunal. (*Bulletin général de Thérapeutique*, 15 janvier 1906.)

d'une atmosphère antiseptiquement désinfectée et en outre médicamenteuse. Nous avons vu, à propos de la diphtérie, ce que l'on peut espérer de cette désinfection antiseptique, pour combattre l'auto-infection et les dangers de contagion. Nous avons également constaté, grâce aux observations ci-dessus relatées, combien les fumigations peuvent exercer, sur l'organisme et particulièrement sur les organes de la respiration, une action physiologique en même temps douce et puissante. Nous arrivons donc par l'emploi des seules fumigations à remplir les plus pressantes, les fondamentales indications, que présente le traitement curatif et prophylactique de la tuberculose pulmonaire.

La voie digestive et la voie hypodermique n'ont pas encore été mises à contribution ; elles demeurent complètement libres pour l'alimentation, telle que chaque médecin jugera opportun de la prescrire, et pour l'administration des différents toniques, médicamens d'épargne ou autres drogues que les diverses et très variées complications, accompagnant la phtisie, pourront réclamer. Il me paraît impossible de fixer à cet égard la conduite à suivre ; il faudrait passer en revue toute la thérapeutique. Il est en effet de notion élémentaire que toute déchéance vitale de longue durée constitue un continuel appel à des complications plus ou moins graves, lesquelles éclatent d'ordinaire sur l'organe de moindre résistance, *locus minoris resistanciæ*. Autant de poitrinaires, autant de malades très différents les uns des autres quand on les considère, abstraction faite de leurs communes lésions du poumon.

Il ne faudrait pas du reste se figurer que, par la thérapeutique aérienne antiseptique, le traitement de la phtisie est devenu simple et facile. Les fumigations suffisent pour le traitement spécial de l'appareil respiratoire ; mais il reste à lutter contre la générale déchéance de l'organisme. Or cette déchéance domine la scène à la fin et dans le cours comme au début de la maladie. C'est contre elle qu'il faut utiliser toutes les ressources de l'hygiène et de la thérapeutique, contre elle qu'il faut instituer un régime alimentaire, impossible suivant moi à déterminer d'une manière uniforme pour tous le malades ; c'est pour la vaincre qu'il faut surveiller le bon fonctionnement des divers organes, qu'il faut approprier avec prudence et sagesse le vêtement et les couvertures du lit à la température de chaque saison, en même temps qu'à la variable susceptibilité de chaque individu ; qu'il faut largement, mais sans exagération et suivant la tolérance particulière à chacun, administrer les diverses drogues qui peuvent contribuer à diminuer et progressivement faire disparaître la misère physiologique. Il importe enfin de surveiller le moral du poitrinaire et, sans lui dissimuler entièrement la gravité de sa maladie, dont la pensée est utile pour maintenir la persistance de sa soumission au traitement, il faut lui inspirer une grande confiance dans le résultat final. Le traitement de la phtisie demeure donc complexe, délicat, dificile et, plus ma foi grandit en la méthode de traitement que j'ai adoptée, plus j'éprouve le besoin de visiter mes poitrinaires avec continuité et fréquence.

Le traitement de la déchéance vitale chez le phtisique est donc un vaste sujet qui pourrait servir de base à une interminable dissertation. Je me contenterai de formuler mon opinion sur quelques détails qui me paraissent mériter une particulière attention, ayant depuis quelques années suscité des controverses, au sujet desquelles l'accord ne paraît pas encore obtenu.

1° *Alimentation*. — En publiant la conférence que, le 20 mars 1905, j'ai donnée à l'Association des Dames françaises, je l'ai additionnée de la note suivante : « Je tiens à signaler un fait clinique qui me paraît avoir une grande importance. La plupart des phtisiques, que j'ai soumis au traitement par les fumigations ou vaporisations antiseptiques, n'ont pas tardé à éprouver un relèvement de l'appétit et spontanément la suralimentation s'est chez eux établie. Je n'avais rien fait pour la provoquer. Je viens, dans plusieurs cas, de constater ce fait avec une telle netteté, que je me demande si, dans la phtisie, outre la suractivité des combustions respiratoires que MM. A. Robin et Binet ont démontrée, il n'existerait pas, tout au moins dans un grand nombre de cas, une naturelle et très heureuse tendance à la suractivité digestive. Ce phénomène serait le plus souvent voilé et annulé par deux causes principales : d'une part l'auto-infection, provoquée par le séjour prolongé dans une chambre à coucher non désinfectée ; d'autre part l'habitude, qu'ont encore beaucoup de médecins de lutter contre la tuberculose pulmonaire en choisissant l'estomac comme voie d'introduction de drogues indigestes. »

Une autre cause, je l'ai plusieurs fois constaté, transforme le bon mangeur qu'est souvent le poitrinaire en un malade dégoûté de tous les aliments : c'est la suralimentation forcée dont la mode n'est pas encore complètement passée. Contraindre un phtisique à manger une grande quantité de nourriture quand il n'a pas faim, ce n'est pas seulement lui imposer un véritable supplice et l'empoisonner à jets continus, c'est mettre obstacle au relèvement de son appétit, c'est agir à la manière d'un jardinier qui, constatant que les asperges poussent au printemps avec une extraordinaire rapidité, tirerait dessus avec violence pour les faire plus tôt émerger de terre.

Il est une complication souvent consécutive à la suralimentation forcée, c'est l'encombrement intestinal au niveau du côlon iliaque. Je l'ai, au début du traitement, constaté chez un grand nombre de phtisiques et du reste je le rencontre assez fréquemment chez les clients, qui me consultent pour la première fois. Cet encombrement peut exister depuis des années et nombre de fois j'ai été étonné de le trouver chez des malades, qui avaient été soignés par de savants et très attentionnés confrères.

L'encombrement du côlon iliaque a le plus fréquemment pour cause l'irrégularité des repas, la nourriture trop abondante et surtout avalée trop vite, le régime trop exclusivement carné et la suralimentation forcée. Il marche souvent de pair avec l'anémie chez les jeunes filles et provoque alors l'échec des médications par ailleurs les mieux ordonnées.

Si mon attention a été appelée de ce côté, je le dois au regretté Dr Trastour (de Nantes), qui a étudié avec beaucoup de soin l'encombrement du côlon iliaque et en a magistralement décrit les symptômes, la médication.

Les principaux symptômes auxquels on le reconnaît sont : l'essoufflement qui disparaît momentanément lorsque le ventre est soulevé avec les deux mains ; la matité ou submatité au niveau du côlon descendant ; la sensibilité plus ou moins douloureuse de cette région à la percussion ; la présence sur le trajet du côlon descendant de nodosités en chapelet, que l'on peut reconnaître par la palpation profonde ; l'alternance de la constipation avec une fausse diarrhée. Il est même beaucoup de malades qui vont consulter le médecin et parfois sont soignés par lui pour de la diarrhée. Cependant cette diarrhée présente des caractères tout particuliers. Elle provoque, avec des besoins très fréquents d'aller à la garde-robe, des selles liquides, très peu abondantes et, malgré leur grand nombre, donnant dans les vingt-quatre heures un résultat insuffisant comme quantité totale de matières :

Pour débarrasser le malade de cet encombrement iliaque, le meilleur moyen consiste à faire administrer pendant huit, dix, quinze, vingt jours consécutifs, quelquefois davantage, un ou deux lavements par jour à 48° avec un litre d'eau, dans lequel on aura fait bouillir une cuillerée à soupe de graines de lin ou mieux une petite poignée de racines de guimauve. Des lavements tièdes ou modérément chauds auraient pour résultat d'augmenter la paresse intestinale. Quand l'intestin est en grande partie débarrassé, on peut conseiller des lavements avec un verre d'eau froide additionné d'un demi-verre de vin blanc ; mais ces lavements froids ne conviennent guère pour les femmes.

2° *Sérums.* — En ce moment une troublante contradiction tend à se produire entre les enseignements des maîtres et la pratique médicale auprès des phtisiques. D'une part, le Dr Robin affirmait récemment que jusqu'à ce jour aucune espèce de sérum n'a pu subir avec succès les épreuves de l'expérimentation contre la tuberculose pulmonaire, d'autre part l'emploi de certaines tuberculines, c'est-à-dire de sérums empruntés à des animaux préalablement inoculés de la tuberculose, est d'un usage journalier, paraît-il, entre les mains d'assez nombreux médecins. N'y a-t-il aucun danger d'inoculer ainsi la tuberculose à des personnes qui n'en étaient pas atteintes? Pour moi, j'oserai d'autant moins injecter à mes clients des sérums appartenant à cette catégorie, que j'ai eu l'occasion d'examiner deux jeunes filles naguère fortes, m'a-t-on affirmé, et appartenant à des parents robustes qui avaient été soumises à ce genre de traitement. J'ai été péniblement impressionné par la rapidité avec laquelle dans les deux poumons en même temps s'étaient produites des lésions graves de nature tuberculeuse.

Dans un article paru au mois de décembre 1907, dans le *Journal des Praticiens*, le Dr Renon passe en revue les différents sérums prétendus antituberculeux et il donne, d'après les inventeurs eux-mêmes, des explications sur le mode d'emploi. En vérité, toutes les précautions qu'il faut prendre pour ne pas atteindre les doses dangereuses ne me paraissent nullement encourageantes. Le Dr Renon conclut d'ailleurs que le traitement spécifique de la bacillose n'est pas encore trouvé.

3° *Tabac.* — Il est une cause prédisposante à la phtisie et pouvant en rendre la guérison plus difficile, cause à laquelle on n'attache peut-être pas une suffisante importance. Je veux parler du tabac. Que par lui-même il use l'organisme et engendre des misères sociales au même titre que l'alcool, certainement cela n'est pas et du reste je ne veux pas parler ici des graves méfaits trop fréquemment commis par le tabac. L'usage habituel du tabac provoque une irritation, une

inflammation parfois intense et chronique dans les voies respiratoires
supérieures, le nez, l'arrière-gorge et le larynx. N'a-t-on pas à craindre que cette inflammation locale et persistante chez un individu plus
ou moins prédisposé devienne, par propagation, le point de départ
de bronchites se renouvelant à des intervalles plus ou moins rapprochés, diminuant peu à peu la résistance du sujet et finissant par dégénérer en bronchites tuberculeuses ? On sait aujourd'hui combien les
lésions du nez et de l'arrière-gorge sont susceptibles de compromettre les fonctions pulmonaires.

OBSERVATIONS CONCERNANT LA PHTISIE ET LES BRONCHITES CHRONIQUES GRAVES

Il me paraît impossible, tout au moins dans la clientèle ordinaire, d'établir une régulière statistique pour les malades atteints de tuberculose pulmonaire ou de bronchite chronique grave. Ces malades viennent consulter leur médecin et suivent ses conseils pendant un temps de plus ou moins longue durée, puis ils disparaissent, soit qu'ils s'adressent à un confrère, dans l'espoir d'obtenir une plus rapide guérison, soit que, ayant obtenu une sensible amélioration, ils se lassent de se soigner ou se prétendent guéris. Dans les deux cas, les observations n'ont aucune valeur. Lorsque en effet les malades n'ont pas, avec une suffisante persistance, suivi la direction et le traitement d'un médecin, celui-ci est bien en droit de ne tenir aucun compte de leur éphémère apparition dans sa clientèle. D'autre part, tous les praticiens savent qu'une simple amélioration ne saurait, dans ce genre de maladie, démontrer l'efficacité d'un traitement.

Pendant longtemps, je voyais ainsi apparaître et disparaître des phtisiques dans ma clientèle et je n'avais que rarement l'occasion de constater le résultat définitif de ma médication. Je pouvais ainsi me faire une opinion personnelle sur la valeur de ma méthode; mais, je désespérais de réunir un groupe d'observations qui eût quelque chance d'impressionner mes confrères, d'entraîner leur conviction. Il m'arrivait donc rarement de recueillir des notes sur les péripéties de ma lutte contre la phtisie.

Depuis quelques années, la situation a quelque peu changé. J'ai continué sans doute à commencer le traitement d'un grand nombre de malades qui se sont bientôt éclipsé, comme cela est fréquent avec les malheureux poitrinaires; mais en même temps, j'ai pu en suivre un certain nombre d'autres jusqu'à leur décès ou jusqu'à leur complète guérison. Je vais brièvement relater l'histoire de ces derniers.

L'examen des crachats a rarement été pratiqué. Cette circonstance sera peut-être considérée comme fâcheuse et cependant, quand une bronchite existe depuis longtemps, lorsqu'elle a épuisé le sujet et que des traitements divers ont été employés, sans amener la guérison, lorsque la fièvre continuelle, les sueurs nocturnes, l'inappétence et la déchéance vitale sont très accentuées, j'avoue n'attacher, au point de vue pratique, qu'une assez maigre importance à l'apparition des bacilles dans les crachats sur le champ du microscope.

OBSERVATION I.

Phtisie grave. Guérison.

M. H..., âgé de 20 ans, m'arrive de Paris au commencement d'avril 1906. Il avait été soigné par un distingué confrère qui l'avait reconnu phtisique, avec complication laryngée et pronostic extrêmement grave. Le sommet droit, en avant et en arrière, présentait les symptômes de la tuberculose au deuxième degré et les crachats, examinés par un pharmacien du Mans, contenaient un grand nombre de bacilles. Son état général était si mauvais, ses lésions pulmonaires si avancées, que, d'accord avec mon confrère de Paris, je déclarai au père que le moindre espoir de guérison ne pouvait être entrevu.

Le jeune homme avait été à Paris soumis au régime de la suralimentation forcée. Il en était arrivé à éprouver un profond dégoût pour la viande, qu'on lui avait imposé l'obligation d'avaler en grande quantité, et le fréquent retour de ses repas, multipliés à l'excès, était pour lui un supplice. Il avait des renvois fétides, surtout le matin, et il était atteint d'un encombrement iliaque très marqué. En le soumettant aux lavements à 48°, lui imposant d'abord une diète presque exclusivement lactée, puis, éloignant ses repas et m'attachant à varier ses aliments, je parvins bientôt à lui rendre son appétit normal que l'on peut qualifier d'exceptionnel. En même temps, je soumets mon jeune client aux fumigations avec les mixtures à base de créosote, essence d'eucalyptus ou bien acide lactique, benzoïque, etc.

Je ne tarde pas ainsi à améliorer beaucoup la bronchite et l'état général de mon malade, à tel point que mon pronostic devient moins sombre. Mais, après trois mois de traitement, l'examen du sommet pulmonaire droit, en avant comme en arrière, permettait toujours de constater de la submatité et des râles, qui ne laissaient aucun doute sur la persistance d'un foyer tuberculeux et sur le danger de voir à la moindre occasion la maladie reprendre toute son intensité. Je ne pouvais d'ailleurs pas visiter le jeune homme ou le recevoir en consultation dans mon cabinet, sans entendre nombre de fois sa toux d'un timbre peu rassurant.

C'est à ce moment que j'ai l'idée de composer mes mixtures, à base d'essences végétales, et c'est mon jeune malade qui les expérimente pour la première fois. Huit jours depuis cette modification dans le traitement se sont à peine écoulés, qu'il éprouve une sensation très nette de soulagement et en plus, sans aucune excitation pénible ou fâcheuse, un extraordinaire besoin de dépenser des forces, de prendre de l'exercice. J'ai plusieurs fois constaté ce dernier symptôme chez des malades dont la guérison s'affirmait. En même temps, j'ai le plaisir de constater un amendement dans tous les symptômes morbides et surtout un timbre adouci de la toux.

Je revois mon client toutes les semaines et, à chaque examen, je constate que la submatité s'est atténuée et que les râles ont diminué. Bref, le 5 octobre 1906, c'est-à-dire après six mois de traitement, mon poitrinaire est guéri, radicalement guéri, en ce sens du moins que l'on ne peut découvrir le moindre signe de sa terrible maladie. Il aura, pendant longtemps encore et par précaution, à suivre un traitement plus ou moins mitigé suivant les circonstances et surtout il reprendra les fumigations au moindre retour de la toux.

Le 16 octobre suivant, mon jeune client a pu faire à pied 24 kilomètres en trois heures sans aucune fatigue. Il se disait prêt à recommencer cette marche avec l'accompagnement d'un cycliste pour servir de témoin.

Mon confrère du Mans, le Dr Dieu, qui l'a suivi en même temps que moi comme spécialiste des maladies des oreilles, de la gorge et du larynx, et qui a contribué avec moi à le guérir, a suivi avec intérêt les progrès de la guérison, que lui aussi a déclaré complète.

En l'année 1910, j'ai revu ce jeune homme. Il est très bien portant, il est marié et devient père d'un gros bébé.

En publiant une première fois cette observation dans le *Bulletin général de Thérapeutique*, numéro du 15 novembre 1906, je la terminais par les réflexions suivantes. Cependant il ne serait pas équitable de laisser dans l'ombre et le silence les favorables circonstances qui ont pu contribuer à cet heureux résultat. D'abord le jeune homme avait quitté Paris pour venir, en dehors du centre de la ville, habiter

Le Mans, où j'ai remarqué que l'atmosphère posséde des propriétés manifestement sédatives. Fils de parents bien portants et doué lui-même d'une force musculaire peu commune, avec sa belle jeunesse qu'il avait su sauvegarder contre tous les excès, il n'avait été, j'en suis convaincu, la victime de la tuberculose que par contagion dans des ateliers parisiens ou dans une chambre précédemment occupée par un phtisique. En outre, il a toujours montré la plus attentive, la plus intelligente docilité à suivre les prescriptions de ses deux médecins. De cette observation, je n'aurai donc pas la témérité de conclure que ma méthode de traitement aura toujours raison de la redoutable phtisie.

J'exprimais ainsi l'étonnement que j'avais éprouvé moi-même de ce succès, dans le principe complètement inespéré, et la crainte que pareille chance ne se renouvellerait pas pour moi avec d'autres malades. Avoir toujours raison de la phtisie, certes je ne voudrais pas encore m'en vanter et cependant mes prétentions, je l'avoue, ont perdu de leur primitive modestie. Aujourd'hui j'ai la conviction qu'il est possible, en usant de la thérapeutique aérienne antiseptique, d'obtenir dans la tuberculose pulmonaire une brillante proportion de guérisons. Les observations qui vont suivre permettront de juger, si cette affirmation est fondée sur des preuves suffisantes.

OBSERVATION II.

Phtisie par alcoolisme. Guérison. Retour à l'alcoolisme.
Rechute. Mort.

V..., âgé de 18 ans, fils d'un pauvre savetier de faubourg et lui-même travaillant avec son père, m'appelle le 3 mars 1909. Il est atteint de tuberculose pulmonaire au deuxième degré. Le sommet du poumon gauche en avant comme en arrière présente tous le symptômes du ramollissement. Le jeune homme vient de grandir beaucoup : il est pâle, décharné, sans force, son regard est triste, langoureux, presque éteint. Il y a cinq enfants dans la maison et tout ce monde, comme me l'expliquait un jour la mère, est maigre par insuffisance de nourriture. Le père dépense chaque jour en eau-de-vie une notable partie du peu qu'il gagne et il est dur pour les siens. Quand il a bu, il les empêche souvent de dormir et pendant le jour il exige de son fils, bien portant ou malade, une durée exagérée de travail. Cette famille est classée parmi les indigents de la commune et, pour soigner le malade, je ne dispose que des médicaments fournis par le bureau de bienfaisance.

Malgré toutes ces défavorables circonstances, la guérison, la guérison complète est obtenue après trois mois, c'est-à-dire à la fin de mai.

Le 4 octobre suivant, le jeune homme est repris d'accidents généraux : frissons, fièvre, sueurs nocturnes, faiblesse générale, toux d'abord legère et bientôt plus violente, plus pénible. Malgré mes puissantes et réitérées instances pour obtenir du repos à son fils, le père continue de le faire travailler neuf heures par jour suivant sa propre estimation.

Bref, après diverses alternatives d'amélioration et de rechute, durant lesquelles j'espère encore le guérir une seconde fois, le 25 octobre, je trouve le jeune homme travaillant avec une température matinale de 38°4. Il en est de même le lendemain avec une température matinale de 39°8. Le jeune homme va faire un séjour à l'hôpital, il en sort après quelques semaines et bientôt après il succombe.

J'ai déjà publié cette observation le 1er janvier 1910 dans le *Journal des Praticiens*. Mais il est un détail que j'ignorais alors et dont j'ai eu depuis connaissance. Le père n'était pas seul alcoolique. Son fils l'avait déjà imité avant sa maladie; il passait une partie de ses nuits hors de la maison paternelle avec des camarades de son âge et s'enivrait à tomber dans la rue ivre-mort. Pendant la première atteinte de tuberculose pulmonaire, il est forcément demeurer sage. Mais, quelque temps après sa guérison, il avait repris ses dévergondages et ses orgies. Une rechute dans ces conditions et même la mort étaient inévitables.

OBSERVATION III.

Phtisie. Mort.

Au commencement de l'année 1907, j'ai pendant plusieurs mois soigné M. C..., âgé de 30 ans environ, et je n'ai pas réussi à le sauver.

OBSERVATION IV.

Phtisie. Rapide guérison.

M. T..., qui toussait depuis longtemps mais ne se croyait pas gravement malade, se présente au conseil de revision au mois de janvier 1909. Il ne se plaint de rien et il est déclaré bon pour le service.

Vers le 15 mars suivant on m'appelle auprès de lui. Il est alité et je le trouve atteint de tuberculose pulmonaire au deuxième degré : le sommet gauche en avant et en arrière présente de la matité et l'auscultation permet d'y percevoir des râles nombreux et humides. Crachats abondants, fièvre continuelle, sueurs profuses, dyspnée intense, amaigrissement très accentué, faiblesse extrême, moral très affecté, le tableau est complet.

En outre, je m'aperçois que la respiration nasale est très défectueuse. Sur mon conseil, le malade va trouver un spécialiste qui l'examine et l'opère pour une déviation de la cloison. Cette opération procure un grand soulagement au malade en diminuant sa dyspnée.

Au commencement de mai, on reconnaît la présence d'un ver solitaire et la médication appropriée amène l'expulsion de ce parasite, qui avait atteint une grande longueur.

Je continue mes soins à ce jeune homme pendant les mois de mars, avril et mai. Après cela, le traitement est terminé. Il voyage un peu et reprend en partie ses occupations habituelles.

Il recouvre si bien ses forces qu'au mois de novembre 1910 il peut partir avec les jeunes gens de sa classe pour la caserne et il fait actuellement son service militaire qu'il supporte gaillardement. J'ai eu récemment de ses nouvelles. Il se portait bien.

Observation V.

Phtisie. Complication de toux coqueluchoïde. Mort.

Dans le cours de l'année 1907, j'ai soigné un homme de 35 ans environ. Il était atteint de tuberculose pulmonaire au deuxième degré et j'espérais le guérir. Tout alla bien dans les débuts ; mais le petit garçon de cet homme contracta la coqueluche. A partir de ce moment, la toux du père devint fréquente, brutale et quinteuse. Je ne pus parvenir à la modifier ni la calmer. Je continuai, mais en vain, de lutter contre la maladie, qui suivit sa marche habituelle de progressive aggravation et finit par amener le décès de mon client.

Observation VI.

Bronchite chronique grave. Amélioration.

M. C... ouvrier peintre, âgé de 38 ans, se présente le 5 février 1910 à ma consultation avec son livret d'indigent. Il souffre d'une bronchite chronique à forme emphysémateuse, pour laquelle il vient de passer sept mois à l'hôpital sans avoir obtenu de soulagement. La poitrine à droite et à gauche est pleine de râles présentant toutes les tonalités : dyspnée intense et continue, complète inappétence, fièvre, sueurs, amaigrissement, extrême faiblesse.

15 avril 1910. Cet homme peut reprendre son travail journalier et il le continue d'une façon régulière. Il n'ose pas d'ailleurs l'interrompre dans la crainte d'être congédié par son patron et, à partir de cette même date, il vient à ma consultation une seule fois par semaine.

Il travaille de six heures du matin à sept heures du soir, sauf le temps de déjeuner vers midi.

12 juin 1910. — Mon client se pèse et s'aperçoit qu'il a gagné huit livres environ depuis le début de mon traitement. En même temps l'état des poumons s'est progressivement amélioré. M. C... travaille à son atelier sans difficulté ; mais, quand il marche dans la rue pour s'y rendre ou pour en revenir, il est obligé d'aller très lentement et il est essoufflé.

17 juillet. — La marche dans la rue devient plus facile.

7 août. — Les deux sommets sont encore malades en avant et en arrière, mais c'est seulement au niveau de la fosse sus-épineuse gauche, que les symptômes morbides ne sont pas encore en régression très marquée. Cependant, pour avoir des chances sérieuses de complète guérison, le pauvre homme aurait besoin d'un repos prolongé que ses ressources ne lui permettent pas de prendre.

J'attache une importance d'autant plus grande à cette amélioration, que d'ordinaire, dans la forme emphysémateuse et surtout dans l'asthme, ma médication s'est montrée plusieurs fois impuissante.

OBSERVATION VII.

Phtisie avec lésions très étendues. Mort.

Je suis appelé le 23 mars 1910 auprès d'un homme de 33 ans atteint d'une tuberculose pulmonaire, n'ayant pas atteint le 3ᵉ degré, mais généralisée aux deux poumons qui sont envahis dans une grande étendue. Ce malade était récemment encore un grand fumeur. Sueurs abondantes, fièvre, amaigrissement extrême, inappétence absolue, complet épuisement des forces, dyspnée très pénible et continuelle, tels étaient les symptômes généraux.

En principe, je suis résolu à accepter la lutte contre la phtisie, tant que le poumon n'est pas creusé de cavernes, détruit dans sa substance, et, dans le cas actuel, j'obtiens après quinze jours de traitement une sérieuse et presque encourageante amélioration.

Le mieux se maintient jusqu'à la fin d'avril ; mais bientôt après tous les mauvais symptômes reparaissent, l'état hectique s'accentue, le malade s'affaiblit de plus en plus, il meurt le 13 juillet 1910.

OBSERVATION VIII.

Bronchite chronique grave. Guérison.

M. P..., âgé de 35 ans m'appelle le 17 mars 1910 à son chevet : il tousse depuis une année environ et a été contraint de s'aliter. C'est un homme petit, faiblement constitué, qui me paraît atteint de tuberculose pulmonaire au 2° degré avec localisation sur le poumon droit. N'ayant plus, d'une façon précise, présent à ma mémoire, le résultat de mon premier examen et n'ayant pas fait examiner les crachats au microscope, je me contente de porter le diagnostic de bronchite chronique grave. Cependant les symptômes généraux de déchéance vitale étaient très caractéristiques : fièvre, dyspnée, sueurs abondantes, inappétence, amaigrissement, faiblesse générale, regard triste dénué de la moindre animation, état général absolument mauvais.

Cet homme ne tarde pas beaucoup à se trouver mieux ; la toux disparaît, l'appétit revient, la respiration est plus facile, tous les signes morbides s'amendent peu à peu et disparaissent.

15 avril 1910. — Il reprend son travail journalier et du reste peu fatigant de bourrellerie spéciale et, depuis ce jour, il n'a pas manqué ni écourté une seule de ses journées.

20 mai. — Je puis affirmer que mon client est complètement guéri. La bonne humeur, la gaieté, une grande vivacité d'allures et de langage, qui le caractérisent à l'état normal, lui sont totalement revenus.

OBSERVATION IX.

Phtisie au 1er degré. Guérison.

Mme G..,, âgée de 30 ans, vient au Mans, chez sa sœur, qui s'inquiète de son apparence gravement malade et l'amène à ma consultation le 26 mars 1910. Grande, extrêmement maigre, cette personne a toujours été faible par suite de troubles dyspeptiques, dont elle souffre depuis son enfance. On a toujours commis cette faute malheureusement trop commune de la pousser à manger, alors qu'elle n'avait aucun appétit. En ce moment elle est incapable de faire le moindre travail et chaque matin il lui coûte beaucoup de s'arracher au repos du lit. Depuis quelque temps elle tousse, ne peut plus se nourrir, sue chaque nuit avec abondance et sans cesse est consumée par la fièvre. Le sommet du poumon droit en avant et en arrière présente de la submatité et une respiration soufflante avec expiration prolongée.

Une grande et très encourageante amélioration s'était produite au double point de vue de l'état général et des lésions locales ; véritablement la malade semblait déjà entrer en bonne voie de guérison, lorsque, le 15 avril 1910, une sortie imprudente par un temps froid et humide provoque une bronchite aiguë qui vient se greffer sur la bronchite chronique. Pendant une dizaine de jours, une épaisse et très abondante expectoration se produit, la malade se fatigue, s'épuise, son état m'inspire les plus vives inquiétudes. Puis tout se calme, l'appétit qui avait disparu revient pour la seconde fois, les sueurs diminuent. Bref, à la date du 9 mai, Mme C... est ravie de n'avoir pas toussé une seule fois pendant la nuit et à peine une ou deux fois le matin au moment de son réveil. Les poumons qui s'étaient remplis de râles sont en grande partie débarrassés.

Le 15 mai, nouvelle imprudence. La malade a voulu assister à une fête et, pendant une heure et demie, par un temps assez beau mais encore frais, elle est demeurée en plein air, debout et le plus souvent immobile. Cette imprudence provoque une nouvelle rechute et un état si alarmant, que mon pronostic est désespéré. J'en informe le mari qui est venu de Paris passer quelques jours chez son frère et sa belle-sœur.

Cependant l'état s'améliore de nouveau et, à la date du 8 juin, une sérieuse amélioration est obtenue. Dans la fosse sous claviculaire droite la respiration est même devenue à peu près normale. Il existe encore une respiration soufflante avec expiration prolongée dans la fosse sus épineuse droite.

Le 10 juin, nouvelle et légère rechute de bronchite que l'on ne peut attribuer à aucune imprudence. Cette fois l'état général ne faiblit pas : les forces ont plutôt tendance à une augmentation progressive. L'appétit et la bonne humeur se maintiennent.

Je fais une dernière visite le 13 juillet à Mme C... qui va repartir pour Paris. Depuis quelques jours elle mange avec plaisir de la viande qu'elle ne pouvait pas auparavant supporter. Les forces ont augmenté. L'examen thoracique donne un résultat presque satisfaisant ; on perçoit à peine quelques râles au sommet droit en arrière.

10 août. — Je reçois de bonnes nouvelles. L'état général continue à s'améliorer et les forces à augmenter, Mme C..., ne peut plus se résigner, comme elle le faisait au Mans, à s'étendre sus son lit pour se reposer dans le cours de la journée. Je la considère comme guérie.

OBSERVATION X.

Phtisie au 2ᵉ degré. Amélioration momentanée.

Mlle R..., 18 ans, m'arrive de Nîmes, où elle a été soignée par le docteur Leothaud, qui par lettre confirme mon diagnostic : tuberculose pulmonaire au 2ᵉ degré ; le sommet du poumon gauche en avant et en arrière présente une complète matité et beaucoup de râles muqueux. On n'y perçoit nullement le murmure vésiculaire.

Cette jeune fille est triste, prostrée, dolente et comme anéantie d'avance par la continuelle et obsédante pensée de sa maladie dont elle soupçonne la gravité. Elle se nourrit à peine et manifeste un dégoût très marqué pour toute espèce d'aliment. Toutefois elle n'est pas amaigrie de façon alarmante ; sa température demeure à peu près normale et elle n'est pas épuisée par les fièvres nocturnes. Notons enfin que la jeune fille n'est plus réglée. Telle est la situation le 21 avril 1910, lorsque je commence le traitement.

8 juin. — La malade se nourrit mieux ; son moral est moins mauvais ; sa physionomie prend de l'animation et quelque couleur. Elle tousse beaucoup moins. La submatité a remplacé la matité dans la fosse sous-claviculaire gauche et l'on entend à l'auscultation le passage de l'air au sommet en avant comme en arrière. La jeune fille peut faire quelques promenades sans être comme auparavant gênée par la brièveté de la respiration. Un seul détail est défectueux : la toux est très grasse et jamais aucun crachat n'est expectoré. Mlle R... ne peut pas ou ne veut absolument pas cracher. Elle avale tous les produits de décomposition, qui lui viennent du poumon à la bouche, et menace ainsi de s'intoxiquer.

20 juin. — La jeune fille retourne à Nîmes avec sa famille. L'amélioration du poumon s'est à peu près maintenue ; mais le teint est

devenu mauvais, terreux ; l'appétit a diminué, les nuits sont troublées par une toux qui progressivement devient plus continuelle et plus violente. Malgré mes objurgations et celles de sa famille, elle persiste à ne pas expulser les crachats qui lui viennent sans cesse à la bouche.

4 juillet. — Je reçois une lettre du Dr Leothaud : « J'ai constaté avec plaisir, me dit-il, une très notable amélioration du poumon. Je suis de votre avis : la submatité a remplacé la matité dans la fosse sous-claviculaire et le murmure vésiculaire est maintenant perceptible au sommet gauche en avant et en arrière. L'amélioration est de ce côté des plus évidentes et votre méthode de traitement me permet de constater des résultats que je n'aurais jamais osé espérer. C'est l'état général qui continue à m'inquiéter : le teint particulièrement mauvais m'empêche de formuler un favorable pronostic. Ces dernières nuits, malgré l'arrivée des règles peu abondantes, Mlle R... tousse lamentablement comme auparavant et rien ne réussit à améliorer de ce côté la situation. »

Cette lettre achève de détruire toutes mes espérances de guérison pour Mlle R... Il faut aussi faire entrer en ligne de compte la fatigue d'un long voyage et la chaleur accablante qui règne à Nîmes et fatigue la malade.

Cette observation démontre que la phtisie n'est pas une maladie simplement localisée au poumon.-Il m'est arrivé plusieurs fois de voir des malades succomber par déchéance progressive des forces, alors même que, sous l'influence des fumigations, les lésions du poumon ne s'aggravaient pas et même avaient paru pendant longtemps en bonne voie de guérison.

OBSERVATION XI.

Phtisie grave. Echec du traitement.

Mlle C..., âgée de 18 ans, ouvrière compositrice, habite avec sa mère qui est inscrite comme indigente au Bureau de Bienfaisance. Elle a toussé tout l'hiver, a continué son travail et négligé de se soigner.

3 mai 1910. — On m'appelle auprès d'elle. L'apparence extérieure n'est pas mauvaise ; mais, à l'examen thoracique, je constate des lésions très graves. Les deux sommets sont atteints de tuberculose ; on perçoit des râles dans toute l'étendue des deux poumons. Au som-

met du poumon gauche, le mal avoisine le 3e degré ; le bruit de la respiration y est remplacé en avant et en arrière par un gargouillement de gros râles muqueux.

10 juillet. — La situation est très améliorée ; la respiration est plus longue. Les lésions pulmonaires sont aujourd'hui limitées au sommet gauche et même à ce niveau on commence à percevoir le bruit de la respiration.

Dans les derniers jours de juillet, l'amélioration fait place à une rapide aggravation de la maladie.

16 août. — Je constate qu'une caverne se forme au sommet du poumon gauche. N'ayant plus aucun espoir de guérison, j'en avertis la famille qui se décide à me quitter pour recourir à un nouveau mode de traitement.

Observation XII.

Tuberculose pulmonaire. Guérison.

M. G... âgé de 24 ans, cultivatenr à Champagné, près le Mans, toûsse depuis 5 ou 6 mois : amaigrissement, maigreur, sueurs nocturnes, fièvre, inappétence. Il a été soigné pendant deux mois sans obtenir aucune amélioration.

6 juin 1910. — Il vient me consulter. Le sommet gauche en avant et en arrière présente les symptômes non douteux de la tuberculose au début du deuxième degré.

23 juin. — L'apparence extérieure de cet homme a complètement changé : il respire la vie, la bonne humeur, la vivacité, la santé. L'appétit est revenu. Il n'y a plus de sueurs ni de fièvre.

La fosse sous-claviculaire gauche donne à l'examen un résultat normal. On constate encore dans la fosse sus-épineuse de la submatité, un murmure vésiculaire très affaibli et quelques craquements.

30 juillet. — M. G... n'était pas venu me voir depuis trois semaines. Pendant ce temps, il a beaucoup travaillé à ses récoltes et a pu supporter la fatigue. Il avait complètement cessé de tousser et depuis quelques jours seulement il recommence à tousser. J'examine sa poitrine, et je ne constate comme symptôme morbide qu'une expiration légèrement prolongée dans la fosse sus-épineuse gauche. La guérison définitive et complète ne fait guère de doute suivant moi à la condition que M. G..., continue les soins et prenne quelques précautions.

Observation XIII.

Deux fois phtisique. Deux fois guérie.

Mlle C..., 55 ans, couturière, est assez grande, très maigre, très faible, habituellement dyspeptique. Je l'avais déjà soignée et guérie, en l'année 1905, d'une atteinte très marquée de tuberculose pulmonaire, à laquelle n'avaient manqué ni les symptômes locaux, ni les symptômes généraux. A la suite de mon traitement, elle avait complètement cessé de tousser pendant plusieurs années et sauf une courte interruption causée par une bronchite sans gravité, elle avait pu continuer son travail assidu de couturière, jusqu'au mois d'avril 1910.

Pendant l'hiver dernier, elle a beaucoup souffert du froid humide, à cause des inondations, et en outre elle a eu plus que d'habitude du surmenage et des préoccupations. En outre elle a commis l'imprudence de partager son logement avec une autre demoiselle poitrinaire.

Vers le 15 avril 1910, elle tombe malade : complète inappétence, toux continuelle, suffocation presque continuelle, faiblesse extrême, sueurs abondantes, prostration très accentuée. Elle demeure en cet état jusque vers le 20 juin et m'inspire les plus vives inquiétudes, au point que je perds espoir de la sauver. Le sommet droit présente de la matité et des râles ou craquements très significatifs.

Vers le 20 juin, le mieux commence à se produire. Peu à peu, elle se relève. Elle entre en convalescence et, pendant un mois environ, elle n'est pas capable de reprendre son travail.

15 juillet. — Elle n'est pas encore forte ; mais elle ne tousse plus. L'examen de la poitrine donne un résultat normal. Elle peut reprendre son travail.

4 août. — Mlle C... est revenue à son état de santé habituel.

Observation XIV.

Tuberculose pulmonaire au début. Guérison

Mlle M..., âgée de 27 ans, tousse depuis une année environ. Elle a été soignée pendant trois mois sans résultat et, sur l'avis de son médecin, a été obligée de quitter son service de cuisinière dans une maison bourgeoise. Elle est très affaiblie et n'a aucun appétit : elle est particulièrement dégoûtée des œufs dont on lui a prescrit de manger chaque jour un nombre déterminé. Le sommet du poumon droit en avant et en arrière est manifestement atteint de tuberculose au début du deuxième degré : submatité, râles muqueux. Toutefois l'état général n'est pas très mauvais ; l'amaigrissement est peu sensible ; il n'y a ni fièvre, ni sueurs nocturnes. Telle est la situation à la date du 30 juin, jour où je commence mon traitement.

11 juillet. — L'état général est très amélioré ; l'appétit est revenu, la toux a diminué. L'examen thoracique permet encore de constater des symptômes de tuberculose pulmonaire ; mais ces symptômes sont très atténués.

22 juillet. — Mlle M..., ne se sent pas encore forte et elle tousse chaque matin ; elle éprouve toujours un grand dégoût pour les œufs. Autrement elle mange avec appétit, ne se plaint de rien si ce n'est d'une tendance à la constipation. L'examen thoracique ne permet plus de constater nettement aucun symptôme morbide : il me semble que dans la fosse sus-épineuse droite la respiration est un peu rude et le retentissement de la voix légèrement anormal. Je conseille avec insistance de continuer le traitement comme si l'on était au fort de la maladie.

5 août. — La guérison me paraît complète, Mlle M... a pu faire quelques promenades qui ont favorisé le retour des forces. Il y a quelques jours, elle avait de la peine chaque matin à se lever à cause d'une grande sensation de faiblesse. Maintenant elle ne resterait plus volontiers au lit jusqu'à une heure tardive à cause du besoin normal d'activité.

OBSERVATION XV.

Phtisie grave. Guérison.

Mme veuve G..., âgée de 36 ans, indigente inscrite au bureau de bienfaisance, grande, maigre, est atteinte de tuberculose pulmonaire au deuxième degré. L'état général mauvais est caractérisé par de la faiblesse, des accès de fièvres, de sueurs, de l'inappétence. Le sommet gauche présente de la matité avec abondance de gros râles muqueux en avant et en arrière.

Je commence le traitement de cette malade au commencement de juillet 1900 et, m'apercevant que la respiration nasale se fait d'une façon très défectueuse, je lui conseille de consulter un spécialiste.

22 juillet. — La malade est par une opération débarrassée d'une déviation de la cloison nasale. Elle ne tarde pas à en éprouver un grand soulagement.

A partir de ce moment, les symptômes morbides s'atténuent et disparaissent rapidement du côté du poumon ; l'état général s'améliore en même temps ; mais, n'ayant pas pris de note au sujet de cette malade, je ne puis exactement fixer la date du jour, où pour la première fois l'examen thoracique me fournit un résultat normal.

Avant l'hiver 1909-1910, Mme G..., est guérie et depuis cette époque, si elle a eu quelques menaces de rechutes, dues en grande partie à son dédain des minutieuses précautions ou plutôt aux nécessités de sa vie besogneuse, elle n'a jamais été longtemps malade et la toux n'a été chez elle que momentanée.

Elle pèse aujourd'hui 98 kilogs ; tandis qu'au début du traitement son poids était de 88 kilos seulement.

OBSERVATION XVI.

Tuberculose pulmonaire. Guérison.

Je dénomme ce cas tuberculose pulmonaire et non phtisie parce que véritablement l'état de consomption n'avait pas eu le temps de s'affirmer avant le début du traitement.

M. S... âgé de 28 ans, contremaître dans une exploitation de carrière à X... près Le Mans vient me consulter le 19 juin 1910. Il a été atteint de pleurésie, il y a cinp ans, et tousse depuis une année environ. C'est un homme grand et bien musclé à la physionomie calme, énergique. L'état général n'est pas encore très mauvais ; mais la gorge est très enflammée et la voie manifestement voilée. M. S..., a été grand fumeur. Je commence par lui défendre désormais l'usage du tabac, même à dose modérée. Le sommet gauche en avant et en arrière présente les symptômes de tuberculose pulmonaire au début du deuxième degré.

3 juillet. — Diminution marquée de symptômes locaux. Pendant la semaine, qui vient de s'écouler, M. S..., ne s'est pas senti fatigué, ni fiévreux comme d'habitude. Cependant il est obligé chaque jour, par la température pluvieuse et presque froide qui règne par extraordinaire en cette saison d'été, a douze et quatorze heures de présence sur le chantier. Ces jours derniers, le travail a même été plus fatiguant que d'habitude.

10 juillet. — L'état est stationnaire, plutôt moins satisfaisant.

20 juillet. — Une assez abondante hémoptysie se produit. Je conseille la cessation immédiate du travail et M. S..., donne sa démission de contremaître. C'était du reste son projet d'abandonner cette situation trop dangereuse pour sa santé.

3 août. — Le repos a produit un excellent effet. L'aspect extérieur est vraiment bon : on dirait un homme de première force. Les symptômes morbides, du côté du poumon, sont presque disparus. Cependant on constate encore de la submatité dans la fosse sous-claviculaire droite. La voix a repris en partie son timbre normal.

J'estime que la guérison est désormais assurée, moyennant de grandes précautions, la continuation du traitement pendant un certain temps et ensuite le retour aux fumigations à la moindre rechute.

12 août. — La guérison s'affirme de plus en plus.

OBSERVATION XVII.

Phtisie grave. Guérison très rapide.

L'enfant J..., âgée de 9 ans, dont les parents sont inscrits comme indigents au bureau de bienfaisance, est amenée par sa mère à ma consultation le 25 juin 1910. Cette enfant est maigre, pâle, triste, prostrée, sujette à la fièvre et aux abondantes sueurs nocturnes, sans appétit atteinte de scoliose latérale. Au sommet de son poumon droit, en avant comme en arrière, c'est à l'auscultation comme une bouillonnière de râles muqueux, ce qui explique les crachats qui sont abondants et épais. Les râles s'étendent d'ailleurs sur toute l'étendue de ce même poumon droit en diminuant toutefois vers la base.

29 juin. — Tous les symptômes morbides sont atténués; l'enfant commence à se nourrir, la fièvre a baissé. L'humeur de l'enfant surtout s'est modifiée du tout au tout; elle cause, elle rit, elle veut jouer avec moi.

8 août. — La petite fille n'est plus reconnaissable, elle a pris quelque embonpoint et ses joues commencent à se colorer. Elle n'a plus de sueurs depuis quinze jours environ, ne crache presque plus et se promène avec plaisir une grande partie de la journée. Elle ne tousse presque plus et comme symptôme morbide on ne trouve plus qu'une respiration très soufflante, presque ronflante dans la fosse sus-épineuse droite. Au même niveau on perçoit quelques râles.

11 août. — Le timbre ronflant de la respiration, dans la fosse sus-

épineuse droite s'est déjà et très sensiblement adouci ; il est limité à un espace très restreint.

21 Août. — La respiration est normale. Le poids de l'enfant a augmenté de 800 grammes depuis le 25 juillet.

On trouvera peut-être incorrect que j'affirme la guérison dans plusieurs cas récents et relativement peu graves, alors qu'il existe encore un peu de toux et quelques râles. Mais l'expérience m'a appris que l'état général domine la situation chez le poitrinaire et du reste, comme on peut le remarquer d'après mes observations, la marche vers la guérison, avec ma méthode de traitement, prend souvent dans la tuberculose pulmonaire une allure presque aussi rapide que dans certaines maladies non chroniques. Il est toutefois indispensable de continuer la médication, même quelque temps après la complète disparition de tous les symptômes morbides et surtout d'y revenir à la moindre menace de rechute.

Plusieurs autres malades sont actuellement en cours de traitement et les résultats nouveaux promettent de ne pas démentir les précédents.

CONCLUSIONS

Les observations qui précèdent ont été recueillies, je l'affirme, avec
la plus entière loyauté, la plus complète sincérité. Si elles contiennent
des erreurs, ces erreurs sont involontaires. Il est du reste bien entendu que je n'y ai pas fait figurer les malades pour lesquels mon
pronostic a été dès le début désespéré, c'est-à-dire ceux qui me sont
venus avec une tuberculose pulmonaire parvenue au troisième degré.
Quant le poumon est détruit dans sa substance, quand il est creusé
de cavernes, je ne crois plus à la possibilité de la guérison ; j'estime
du moins que ce fait doit se produire d'une façon tout à fait exceptionnelle. Jamais, jusqu'à ce jour, je n'ai pu dans ces conditions arrêter la
marche de la maladie.

Les résultats que je viens de publier méritent-ils d'attirer l'attention
du corps médical? Représentent-ils un manifeste et sérieux progrès?
Pour y répondre, je vais évoquer l'autorité non contestable de M. le
Dr G. Bardet, secrétaire général de la Société de Thérapeutique : Dans
le *Bulletin général de Thérapeutique*, le 8 juillet 1909, il insérait
cette appréciation à propos de la tuberculose pulmonaire au premier
degré : « Certainement dans cette période la cure au sanatorium, particulièrement en altitude, fournira de bons résultats, certainement la
médication pourra exercer une action très favorable ; mais le succès ne
se produira pas en quelques mois et le malade n'aura de chances réelles
de guérir que s'il accorde à son traitement tout le temps qui peut être
nécessaire, deux ans, trois ans ou plus, suivant les circonstances. » Et
plus loin : « Pour le tuberculeux des classes inférieures, nous pouvons
peu de chose et nous ne pouvons affirmer que l'avenir sera plus favorable si l'on n'arrive pas à découvrir le remède spécifique de la tuberculose. »

Eh bien! le remède spécifiqne de la tuberculose n'est pas découvert, que je sache. En tout cas, je n'ai eu recours à aucun remède
présentant ce caractère, je n'ai utilisé aucun des sérums que jusqu'à
présent on vante tour à tour pour les abandonner ensuite. Cependant
je crois être en mesure de formuler la proposition suivante. Que l'on
choisisse un groupe plus ou moins nombreux de phtisiques au premier et au deuxième degré, en éliminant toutefois les sujets radicalement compromis par l'alcoolisme ou autre cause étrangère à la tuberculose pulmonaire, qu'on les prenne dans tous les milieux sociaux et
même quelques-uns dans la classe pauvre, parmi les indigents, sans
modifier d'une façon extraordinaire les conditions hygiéniques de leur
existence, sans même parfois les dispenser d'une façon complète de
leur travail journalier, je me crois autorisé à promettre qu'après trois
mois de mon traitement, ces malades, dans une notable proportion,
approximativement la moitié, seront complètement guéris.

Evidemment, je ne puis fixer à l'avance le nombre des malades
qni seront guéris et de ceux qui ne le seront pas. Mon affirmation
comprise dans un sens trop absolu serait le fait d'un charlatan. Peut-
être suis-je tombé sur une heureuse série, laquelle série par extràor-
dinaire a duré plusieurs années? Peut-être surtout dois-je tenir compte
du climat particulièrement sédatif, le climat du Mans, où j'exerce
actuellement la médecine. Ce climat me paraît, en effet, très favorable pour le traitement de la phtisie dans ses formes les plus communes.

Ce que j'affirme en toute sincérité, en toute loyauté professionnelle,
c'est que depuis plusieurs années j'ai obtenu, dans ma clientèle, une
telle proportion de succès que je me crois en droit de formuler la
sus-dite proposition. Le fait mérite d'être contrôlé et il peut l'être
sans difficulté et sans danger, puisque l'on peut expérimenter la
Thérapeutique aérienne antiseptique sans recourir à des remèdes
dangereusement toxiques et en utilisant des drogues dont l'action sur
l'orgánisme est depuis longtemps étudiée.

Il me paraît en outre suffisamment démontré par preuves indirectes
que la Thérapeutique aérienne antiseptique est véritablement douée de
vertus prophylactiques. A ce titre, ce mode de traitement s'impose
dans les maisons particulières auprès des poitrinaires, abstraction
faite des guérisons qu'il peut fournir et comme adjuvant obligatoire de
la médication que le médecin de la famille aura adoptée.

A plus forte raison il devrait être expérimenté dans les hôpitaux et
dans les sanatoria, qui représentent pour la phtisie des centres d'agglo-

mération particulièrement dangereux. Dans les hôpitaux surtout, la phtisie trouve actuellement un milieu favorable à la propagation, attendu que les poitrinaires y sont admis pêle-mêle avec les autres malades et soignés dans les salles communes. Ne pourrait-on pas, sans grande difficulté, réunir dans une même salle tous les poitrinaires pour leur faire subir des fumigations ou vaporisations pratiquées alternativement avec des remèdes différents. J'ai la conviction que l'on arriverait facilement à réaliser ce mode de traitement à l'hôpital, que l'on réaliserait ainsi de sérieuses économies, que l'on obtiendrait de plus nombreuses guérisons chez ces pauvres gens, que l'on ne peut tous loger dans les sanatoria, et surtout que l'on diminuerait d'une façon très sensible le nombre des cas dus à la contagion.

En terminant ce travail, je suis heureux de reproduire les appréciations que deux hautes personnalités médicales ont bien voulu formuler sur la thèse que je viens de développer.

Au mois de mai 1889, M. le Dr Lancry, médecin de Dunkerque, lauréat de l'Académie de Médecine, ancien interne des Hôpitaux de Paris et de l'hôpital maritime de Berck-sur-Mer, membre de la Société obstétricale de France, à qui j'avais envoyé un exposé de ma méthode, m'a fait l'honneur de m'écrire une lettre, dont je suis heureux de reproduire les principaux passages.

« Il y a deux idées qui se dégagent de votre travail. L'une bonne, du reste logique et séduisante au point de vue théorique, à savoir de traiter les affections pulmonaires par la voie directe de l'inspiration d'une atmosphère médicamenteuse. Comme valeur positive, je ne sais jusqu'à quel point cette méthode est assez avancée pour donner des résultats ; mais c'est une méthode et son application pourra se perfectionner indéfiniment. Elle a, du reste, la grande valeur négative de détourner le médecin du traitement stomacal, qui a le vice de détraquer les fonctions digestives sans grand profit pour la poitrine.

« L'autre idée, qui me paraît une très riche idée, parce qu'elle affirme un principe, c'est que la maladie contagieuse doit pouvoir être traitée sur place, sans envoyer les tuberculeux semer leurs bacilles un peu partout. C'est l'idéal vers lequel il faudrait arriver à diriger les recherches médicales. En l'affirmant aujourd'hui vous devancez la science de vingt ou vingt-cinq ans, ce qui n'est pas un élément de succès, quand on n'a pas une situation élevée dans le monde médical.

« Voilà ce que je trouve de bon dans votre travail. Quant aux moyens que vous indiquez pour marcher dans la voie que vous tracez, je crains qu'ils ne soient encore tellement élémentaires qu'ils soient peu engageants à vous suivre, avant que vous n'en ayez trouvé d'autres.

« En résumé, votre travail est un travail de valeur. Les idées que vous émettez sont fécondes et un peu plus tôt, un peu plus tard, on y arrivera. Je vous engage donc à vous y attacher, à vous efforcer de les appliquer pratiquement et utilement pour les malades. Si vous ne vous découragez pas et si vous savez attendre, elles finiront par prévaloir... quand quelque haute autorité médicale les épousera et les fera siennes, par la découverte d'un mode d'application plus efficace au point de vue thérapeutique.

« Voilà, l'impression très sincère (car je m'imagine que c'est mon appréciation et non des encouragements que je suis prié de vous donner) que m'a laissée la lecture de votre travail. »

De son côté, à la Société de Thérapeutique, séance du 24 mai 1905, M. le Dʳ Bardet secrétaire général de cette Société, a eu la bienveillance de s'exprimer ainsi : « J'ai l'honneur de présenter, au nom de M. René Coüetoux, du Mans, un exemplaire d'une conférence qu'il a faite récemment sur la *Thérapeutique Aérienne antiseptique*. Ce travail présentant un réel intérêt, je demande la permission de le résumer.

Cette dénomination est donnée par l'auteur à une méthode thérapeutique, que depuis vingt années il étudie et cherche à faire connaître. Citons entre autres les deux articles suivants qu'il a publiés dans le *Bulletin général de Thérapeutique* : « Essais d'Antisepsie médicale », en septembre 1885, et « Traitement curatif et prophylactique de la phtisie » en novembre 1906. »

Le Dʳ Coüetoux fait ressortir que la chambre à coucher du poitrinaire est un logement continuellement infecté, dans lequel, par suite de l'exhalation de ses propres bacilles, le malade est soumis à l'auto-infection, son entourage aux dangers de la contagion. D'où suit logiquement la nécessité absolue d'opposer une désinfection continue à la continuité de l'infection.

Pour obtenir ce résultat, les médicaments que, d'après l'auteur, on a le grand tort d'administrer par l'estomac, doivent être employés en fumigations ou vaporisations. Dans ces conditions, étant pour la plupart d'excellents antiseptiques en même temps que des modificateurs puissants de l'état physiologique, ils servent à désinfecter l'atmosphère de la chambre en même temps qu'ils agissent sur les lésions du tissu pulmonaire.

La thérapeutique aérienne antiseptique tend à imiter la nature, c'est-à dire qu'elle agit sur le malade à la manière d'un séjour prolongé au milieu d'une forêt de pins. L'auteur a remarqué que sous son influence, dans un grand nombre de cas et sans aucune incitation, une alimentation réparatrice n'a pas tardé à s'établir.

Le nouvel opuscule que le D* Coüetoux vient de livrer à la publicité est la reproduction d'une conférence donnée le 20 mars à l'Association des Dames Françaises (1). Sa lecture, qui demande moins d'une heure, n'offre pas l'habituelle sécheresse des œuvres didactiques.

La thèse que soutient l'auteur paraît appuyée sur un raisonnement difficile à réfuter et, si elle venait à triompher de l'indifférence qu'elle a jusqu'à présent rencontrée, elle provoquerait de très importantes modifications dans l'art de soigner les poitrinaires.

La thérapeutique aérienne antiseptique peut d'ailleurs, en dehors de la phtisie, trouver l'indication de son emploi tout au moins dans les diverses maladies des voies respiratoires et surtout chez les enfants, qu'elle permet de médicamenter sans leur consentement et même à leur insu ».

(1) Thérapeutique aérienne antiseptique par le docteur René Coüetoux, du Mans. Conférence donnée à l'Association des Dames Françaises, le 20 Mars 1905. O Doin et fils, 8, Place de l'Odéon, Paris.

Le Mans. — Imp. Monnoyer. — 1910.

www.ingramcontent.com/pod-product-compliance
Ingram Content Group UK Ltd.
Pitfield, Milton Keynes, MK11 3LW, UK
UKHW022345130726
13694UKWH00006B/1212